「減塩」が病気をつくる！

石原結實

青春新書
INTELLIGENCE

はじめに

「塩」が悪者にされてから、もう半世紀以上も経つ。

約60年前までの東北地方の人々は、塩分の摂取量が1日28g程度と、鹿児島はじめ南日本の人々の約2倍もあり、この過剰な塩分摂取が、高血圧、それに続いて起こる脳卒中（主に脳出血）の最大の要因だとして、東北地方を中心に減塩運動が始まり、やがて全国に展開されていった。

今は男性8g以下、女性7g以下の塩分摂取量が望ましい、とされている。

川の水は「0℃」で凍るが、海水は「約マイナス2℃」でやっと凍る。塩の含有カロリーは「0」であるが「2℃」の「温める力」があることがわかる。現代のように、暖房施設が整っていなかった往時の東北地方の厳寒の冬を乗り切るには、塩分の大量摂取が必要だったのである。何百年もの間に培われた、東北地方の人々の体験から生まれた生活の知恵だったのだ。

もし当時の東北地方の人々が、大量の塩を摂取していなかったら、脳出血で倒れる何年も何十年も前に「体の冷え」から起こる風邪、肺炎、結核、うつ（による自殺）などでもっともっと早死にしていた可能性がある。

さて、塩分摂取を往時の3分の1以下に〝強要〟された東北をはじめ、全国の人々の血圧が下がったか、というと、そうした事実はない。

現在日本に高血圧の人々は、予備軍も含めて、少なく見積もって4000万人弱、最大で5000万人くらいもいらっしゃる、という。

万葉集に「藻塩焼き……」などと塩という文句がよく出てくるし、昔から塩は貴重品だったからこそ「塩原」「塩尻」「塩田」……など塩のつく地名も全国各地に存在する。

「敵に塩を送る」も「一番大切な塩だけど、敵に送る」という美談である。

大相撲の力士が、立ち合い前によく塩を口にしているものだが、塩が「気」の力を増すことを本能的に知っているからだろう。

さらに、負傷している膝や腕に塩をふる仕草をすることがある。塩の「治癒力」「体を守る力」を潜在意識下でわかっているのだろう。葬式から帰宅すると、家人が体に塩をふって浄《きよ》めてくれる。料亭の玄関には、千客万来を期待して「塩を盛る」習慣がある。

西洋医学が言うように、塩が「高血圧」「動脈硬化」「脳卒中」「胃ガン」……等々の原因になる〝悪魔の食物〟なら、こうした力士の仕草や、日常生活の風習に塩が使われるはずがない。

古代ローマ時代は、「おいしい食物が健康によい」と考えられており、塩が一番美味な食物だったから「塩」(Sal) から「健康」(Salus) という言葉が生まれた。

鼻水も涙も血液も、なめると塩辛い。

人間の60兆個の細胞は、血液という塩水に浮いて生活している。そもそも、地球上に最初に誕生したアメーバ様の単細胞生物は海水の中であった。その後、陸上に生物がはい上がってくるとき、海水と同じ成分を抱えてきた。それが血液である。よって、「血潮《ちしお》」とも言う。

こうした事実を鑑《かんが》みると「塩が健康に悪い」ということは、とても考えづらい。

長年、「塩＝悪」を唱えてきた西洋医学の中でも、「実はそうではなかった」という疫学的調査や研究が、最近になって次々に出されるようになった。

本書ではそうした科学的、医学的研究も参考にしながら、「塩の本質」について述べていくことにする。

結論から言うと、「塩は無罪」なのである。それどころか、この50年で1℃も低体温化し、それによって免疫力が低下し、ガン、肺炎、アレルギー、自己免疫病、血栓症（脳梗塞、心筋梗塞）、うつ病……など、種々の病気でもがき苦しんでいる日本人を救うメシア（救世主）になり得るのが「塩」である。なぜなら「低体温化」の最大の要因が「塩分摂取不足」と「筋肉運動（労働）の不足」なのであるから。

本書の出版にあたり、私が尊敬する元厚生大臣の藤本孝雄先生（東大卒、農林水産大臣、沖縄開発庁長官、内閣官房副長官、首相臨時代理などをご歴任）にご推薦文をいただいたのは望外の喜びである。

最後に本書の企画編集をしてくださった中野和彦編集長に、この場を借りて深甚の感謝の意を表したい。

2017年早春

石原結實

「減塩」が病気をつくる！

目次

1章 人間の体に欠かせない、塩だけが持つすごい効果

2章　塩＝体に悪いという誤解は、なぜ生まれたのか？

3章 自分に合った塩の摂り方は、漢方が教えてくれる

4章　〈実践〉体を温め、代謝を上げる塩の摂り方

5章 〈症状・病気別〉塩を活用した効果的な予防&改善法

6章 長年の不調が塩で改善された症例集

本文DTP／エヌケイクルー

序章

世界の医学調査が続々報告！

〝減塩＝健康にいい〟をくつがえす新常識

衝撃のデータ「食塩摂取が少ないと病気が起きる」

「減塩は健康にいい」――そんな〝常識〟をくつがえす研究報告が続々と発表されている。

米国の国民栄養調査が「25歳から75歳までの20万7729人」を対象に行われ、その結果をM・H・アルダーマン博士が、世界的に権威のある英国の医学誌「The Lancet（ランセット）」に1998年に発表した。

食塩の1日平均摂取量を少ない方から多い方にⅠ～Ⅳのグループに分け、あらゆる病気での死亡率を比較した結果が図表1である。

意外にも、食塩摂取量の一番多いグループの死亡率が最も低く、食塩摂取量が少なくなるほど、死亡率が高くなっている。高血圧や脳卒中、心筋梗塞などの心臓循環系疾患の死亡率も、食塩摂取の少ないグループほど高かった。

調査対象になった人数が、数十人や数百人だったら信憑性は劣るだろうが、20万人もの被験者がいるのだから、文句のつけようはあるまい。同博士は、「世界の先進国で一番食塩摂取の多い日本人が世界最長寿であることを思い起こしてみなさい……」とも述べている。

さらに、米国アルバート・アインシュタイン大学の助教授（当時）、ハイレル・W・コー

（図表1）食塩摂取量と死亡率

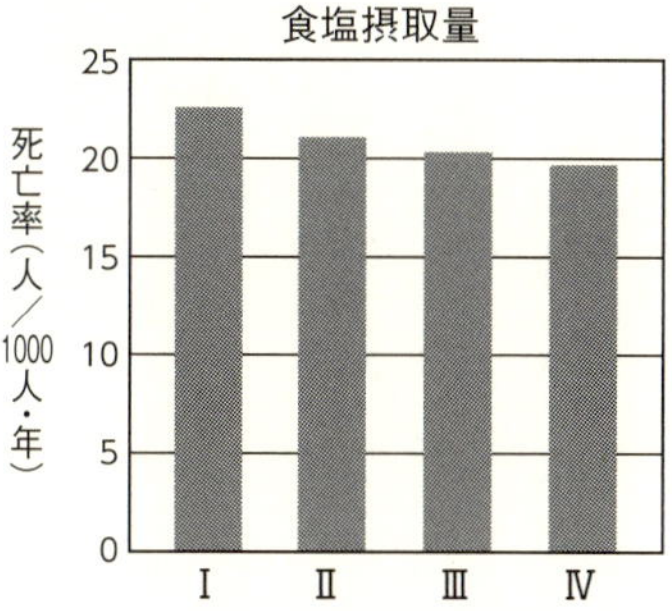

食塩摂取量の区分

区分	1日平均摂取量（g）	
	男	女
Ⅰ	2.64	1.70
Ⅱ	4.65	3.13
Ⅲ	6.72	4.55
Ⅳ	11.52	7.89

Alderman, et al,;Lancet,351.781.1998

エン博士は、２００８年５月９日号の「Journal of General Internal Medicine（一般内科学誌）」に、次のような研究論文を発表した。

　コーエン博士らが「１９８８年から１９９４年に米国人８７００人を対象に実施された〝米国民健康栄養調査〟（ＮＨＡＮＥＳ）に着目し、２０００年までに被検者に生じた事象について調べた」ところ、「塩分の摂取が最も少ない25％に属する被験者は、摂取の最も多かった25％に比べて、心臓病による死亡率が80％高かった」というのである。

一般に推奨されている心臓病予防のための減塩食は「塩分の多量摂取が高血圧を引き起こし、その結果、心臓にも負担がかかる」ことが論拠にされている。

しかし、博士は、「多くの研究から塩分摂取による血圧の変化が極めて軽度であること」がわかっており、「血圧が正常で健康な人に減塩を奨めること」への疑問を投げかけている。

現在、米国の「心臓疾患予防ガイドライン」では、「1日の塩分摂取量は3・75g〜6・0gが望ましい」としている。心臓に既に異常がある人は「1日1・5gの塩分摂取が望ましい」という学説もある。

しかし、米国心臓協会（AHA）は、これに疑問を呈し、「過剰な塩分摂取制限が、年間165万件の心血管死を引き起こしている」との声明を出している。

米国「医師会報」に「1日の塩分摂取が4〜6gの人に比べて、1日に2〜3gの人は、心臓病で死ぬ確率が19％も高く、1日1・5gの人はその確率が37％も高くなる」との研究論文が発表されたこともある。

47都道府県の食塩摂取量と病気の発生状況

では、日本ではどうだろうか？

（図表2）都道府県別食塩摂取量の状況

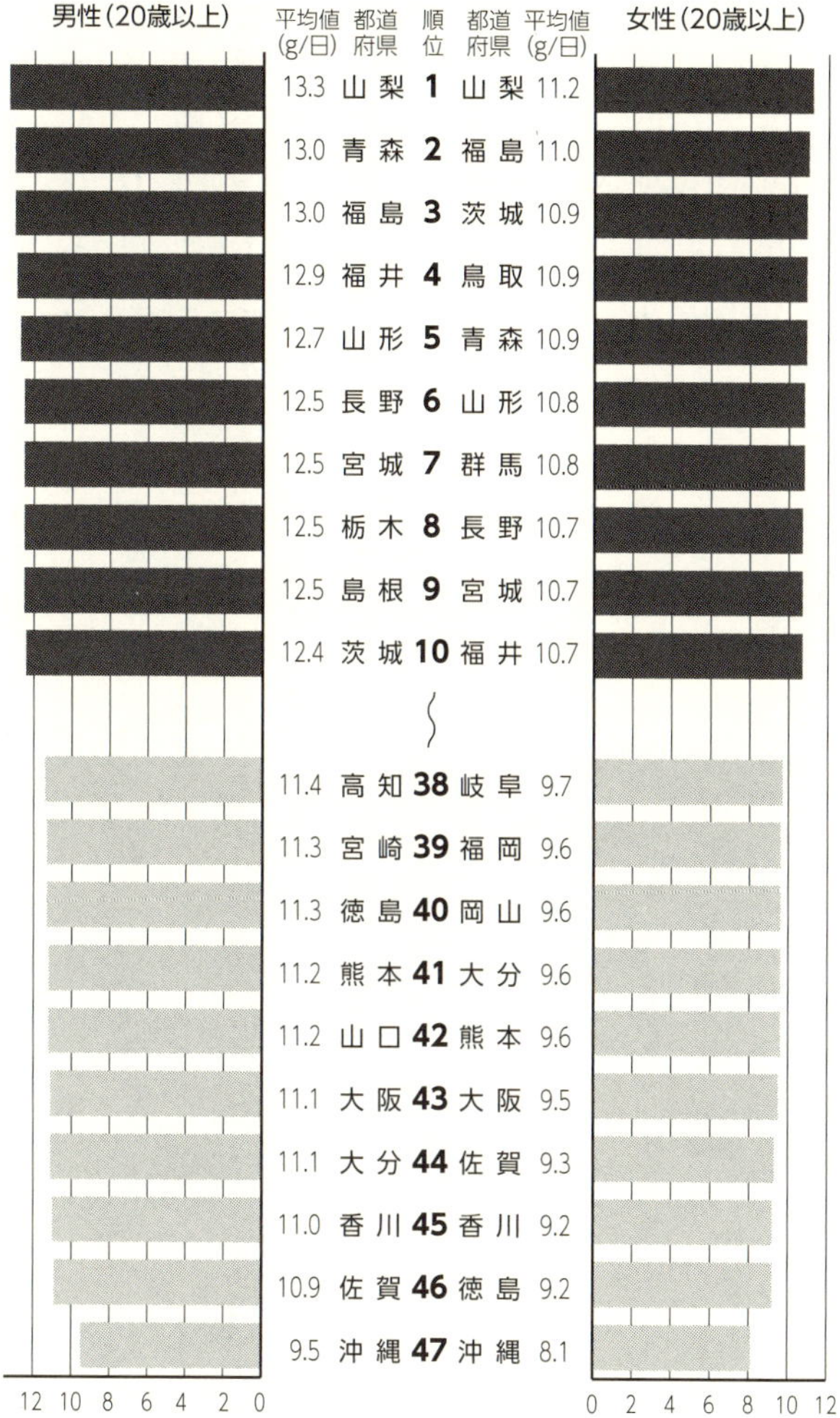

平均値(g/日)	都道府県	順位	都道府県	平均値(g/日)
13.3	山梨	**1**	山梨	11.2
13.0	青森	**2**	福島	11.0
13.0	福島	**3**	茨城	10.9
12.9	福井	**4**	鳥取	10.9
12.7	山形	**5**	青森	10.9
12.5	長野	**6**	山形	10.8
12.5	宮城	**7**	群馬	10.8
12.5	栃木	**8**	長野	10.7
12.5	島根	**9**	宮城	10.7
12.4	茨城	**10**	福井	10.7
		⌇		
11.4	高知	**38**	岐阜	9.7
11.3	宮崎	**39**	福岡	9.6
11.3	徳島	**40**	岡山	9.6
11.2	熊本	**41**	大分	9.6
11.2	山口	**42**	熊本	9.6
11.1	大阪	**43**	大阪	9.5
11.1	大分	**44**	佐賀	9.3
11.0	香川	**45**	香川	9.2
10.9	佐賀	**46**	徳島	9.2
9.5	沖縄	**47**	沖縄	8.1

厚生労働省「平成22年国民健康・栄養調査結果の概要」より抜粋

図表2は、平成22（2010）年の47都道府県の食塩摂取量（厚労省「平成22年国民健康・栄養調査報告」）である。

山梨県、青森県、福島県、福井県、山形県、長野県、宮城県……など、寒い地方の人々の塩分摂取量が多いことがわかる。

塩は体を温める作用があるため、寒い地方の人々は経験的に、また、本能的に、塩分を多く摂取してきたし、今でも多く摂取する傾向にあるわけだ。

その一方で、「食塩摂取量と高血圧疾患による死亡確率（男性）」を示した図表3を見てほしい。

「食塩の摂取は高血圧を引き起こす」と食塩を敵視する学者はこれまで異口同音に喧伝《けんでん》してきたが、むしろ、食塩摂取量の少ない県に「高血圧死」が多い傾向にあることが見てとれる。

食塩摂取量不足→体温低下→血管が収縮して血圧上昇……という見方もできなくはない。

都道府県別の高血圧疾患罹患数の順位（図表4）を見ても、食塩摂取量40位、39位の徳島県、宮崎県が4位、5位を占めており（男性）、食塩摂取量と高血圧者数には、何の因果関係も認められないことがおわかりになるであろう。

（図表3）食塩摂取量と高血圧疾患による死亡確率（男性）

	都道府県	食塩摂取量の順位
1位	大阪	43位
2位	群馬	12位
3位	福岡	36位
4位	佐賀	46位
5位	千葉	22位
6位	沖縄	47位
7位	愛媛	26位
8位	三重	17位
9位	静岡	20位
10位	兵庫	33位
11位	東京	28位
12位	熊本	41位

厚生労働省「平成22年都道府県別生命表の概況」、同省「平成22年国民健康・栄養調査結果の概要」より作成

（図表4）食塩摂取量と高血圧疾患罹患数（人口10万対）

	都道府県	食塩摂取量の順位	
		男性	女性
1位	山形	5位	6位
2位	福島	3位	2位
3位	島根	9位	13位
4位	徳島	40位	46位
5位	宮崎	39位	37位
6位	秋田	23位	32位
7位	青森	2位	5位
8位	岩手	21位	24位
9位	長崎	27位	36位
10位	山梨	1位	1位
11位	高知	38位	30位
12位	鹿児島	32位	22位

厚生労働省「平成21年地域保健医療基礎統計」、同省「平成22年国民健康・栄養調査結果の概要」より作成

脳血管疾患、心疾患と食塩摂取量の関連性はない？

「食塩摂取量が多いほど、脳血管疾患（脳出血や脳梗塞など）や、心疾患（心筋梗塞や狭心症など）の発症が多くなる」ということも、とても言えない。

脳血管疾患による死亡確率は1位の岩手以下、10位の富山まで寒い地方に集中している（図表5）。寒さのために血管が収縮して脳の血行が悪くなり、出血や血栓を惹起《じゃっき》してくる、と推察される。

同じように、心疾患（心筋梗塞や狭心症他）に関しても、福島、青森を除いては、関西や関東、四国に多く、その発症が食塩摂取量と関係しているとするには、無理がある（図表6）。

このように食塩摂取と脳血管疾患、心疾患との間には何の整合性もない、と推測される。

では、ガンとの関連性は？

では、日本人の死亡者数1位のガンと食塩の関係はどうだろうか？

図表7を見ればおわかりのように、ガン死亡確率が高い上位10都道府県のうち7つは、食塩摂取量が全国平均より低い県である。

（図表5）食塩摂取量と脳血管疾患による死亡確率（男性）

	都道府県	食塩摂取量の順位
1位	岩手	21位
2位	長野	6位
3位	新潟	15位
4位	宮城	7位
5位	秋田	23位
6位	山形	5位
7位	栃木	8位
8位	福島	3位
9位	茨城	10位
10位	富山	24位

（図表6）食塩摂取量と心疾患（高血圧性を除く）による
死亡確率（男性）

	都道府県	食塩摂取量の順位
1位	愛媛	26位
2位	奈良	18位
3位	千葉	22位
4位	埼玉	14位
5位	福島	3位
6位	栃木	8位
7位	広島	25位
8位	青森	2位
9位	京都	31位
10位	岩手	21位

ともに厚生労働省「平成22年都道府県別生命表の概況」、同省「平成22年国民健康・栄養調査結果の概要」より作成

ガン細胞は、低体温（35・0℃前後）で最も増殖する、とされているが、食塩摂取量が少ない県の人達は、塩不足による低体温（前述のように、塩は体を温める作用がある）のため、ガンが多発するのではないか、という穿《うが》った見方さえしたくなる。毎年36万人超の日本人の生命を奪う死因の断トツ1位のガン激増の要因（の1つ）が、「減塩」ではないかと「邪推」したい気持ちにもなる。

「週刊ポスト」（2016年11月25日号）で「塩分摂取量が必ずしも高血圧に繋がるとは限らない。日本人の平均摂取量となる10～12グラム程度なら問題ない。むしろ、体を温める効果のある塩は、がんやうつなど病気の予防のためにしっかり摂取したほうがいい」という私のコメントに対して、「週刊文春」（2016年12月8日号）で次のような反論記事が掲載された。

「『週刊ポスト』の記事では（中略）《体を温める効果のある塩は、がんやうつなど病気予防のためにしっかり摂取したほうがいい》ともあるが、これも大きな間違いだという。国立がん研究センターが行っている多目的コホート研究によれば、塩分摂取量が多いと、脳卒中や胃がんの発症リスクが高まることがわかっている」。それに続けて某医師のコメントとして「塩蔵・高塩分食品については、多く食べていればいるほど胃がんになるリスクが高いということもわかりました」、（塩分自体に発がん性はないが）「胃の粘膜細胞は粘液によって胃酸から守られています。そこに濃い塩分が入ってくると、粘膜層が溶けて粘膜細胞があらわになり、胃酸によって障害されたり炎症を励起することで、胃がんリスクが増えると考えられます」と。

（図表7）食塩摂取量と悪性新生物（ガン）による死亡確率（男性）

	都道府県	食塩摂取量の順位
1位	福岡	36位
2位	北海道	29位
3位	大阪	43位
4位	兵庫	33位
5位	奈良	18位
6位	佐賀	46位
7位	新潟	15位
8位	鳥取	19位
9位	滋賀	37位
10位	京都	31位

厚生労働省「平成22年都道府県別生命表の概況」、同省「平成22年国民健康・栄養調査結果の概要」より作成

これに関しては、私が38年前に上梓した処女作『病気はかならず治る』（善本社）の中で「胃ガン」発生を促す食物、食生活の項で「塩辛い食品」を明記している。ノルウェーなどの北欧からソ連北部、日本の東北地方にかけての寒い地域は、塩蔵品を多く摂る傾向にあるので、胃ガンが多い……ということとは、40年以上も前から、明らかにされていた事実なのだ。

私は、この「胃ガン」だけを問題にしているのではない。

昭和50（1975）年の医師数とガン死者数

が同数の約13万人。その後40年間で医師数は約31万人と2・5倍に増加し、ガンに関する研究や治療法も格段に進歩した、とされているのに、平成28（2016）年のガン死者数は36万人を超えている。

昭和35（1960）年から、毎年9月は「ガン征圧月間」と称し、ガンの予防、早期発見についての啓蒙や検診が、官民あげて行われているのに、ガン死者数は減るどころか、激増している。「どこか、何かがおかしいのでは……」という一般の人々の西洋医学に対する漠《ばく》とした不信感があるのか、『医者に殺されない47の心得』（近藤誠医師著・アスコム刊）という、度肝を抜かれるようなタイトル（内容も）の本が、120万部のベストセラーになったりするのであろう。

こう見てくると西洋医学のガン（も含めて、あらゆる病気）に対する論理、方向性が、正鵠《せいこく》を射てないのではないかという疑問も出てくる。毎年40兆円超の医療費が使われ、医師達も過酷な労働を強いられ、懸命な治療を行っているのに、この「様《ざま》」なのである。

毎年の医療費の高騰が足を引っぱり、日本の借金は1045兆円という天文学的な数字に膨らんでいる（ちなみに、1兆円は3000年前の縄文時代より、毎日〈毎年じゃない！〉100万円ずつ使い続けて達成できる数字である）。

こうした諸事実を鑑みるとき、塩分の問題も含めて、病気、健康、人間、環境……などの諸問題を医学的……という一面的な見方だけではなく、もっとmacroviotic《マクロビオティック》（巨視的）に見る必要がある。

ガン細胞は35・0℃前後の低体温で増殖が活発になるという。

昭和32（1957）年の日本人の脇の下の平均体温は36・9℃あったとの由《よし》。今は約1℃下がっている。その低体温化が、日本人に蔓延しているガンの大きな要因の1つになっているのは、間違いない。

その低体温化の背景に、運動不足や塩分の摂取不足がある。

こうしたマクロビオティックな視点からすると、塩分過剰→胃粘膜の溶解→胃ガンリスクの上昇……という点からのみガンの要因＝塩分とするには少々無理がある、と言えよう。

それは図表7で示した如く、ガン死1位の福岡から10位の京都まで、食塩摂取量はむしろ少ない県が上位を占めていることからもそう断言できる。

食塩摂取量と平均寿命の意外な関係

この章の最後に、平均寿命との関係を確認しておこう。

（図表8）平均寿命と食塩摂取量

	男	年齢（歳）	食塩摂取量の順位	女	年齢（歳）	食塩摂取量の順位
1位	長野	80.88	6位	長野	87.18	8位
2位	滋賀	80.58	37位	島根	87.07	13位
3位	福井	80.47	4位	沖縄	87.02	47位
4位	熊本	80.29	41位	熊本	86.98	42位
5位	神奈川	80.25	16位	新潟	86.96	23位

厚生労働省「平成22年都道府県別生命表の概況」、同省「平成22年国民健康・栄養調査結果の概要」より作成

図表8の如く、男性では食塩摂取量が全国で6位、4位と多い長野県と福井県が、長寿県の1位と3位を占めている。女性では同じく食塩摂取量が8位、13位と多い長野県と島根県が女性長寿県の1位と2位である。

このデータより、塩分を多く摂ると短命になるなどとはとても言えないはずだ。

こうした事実より、塩分を多く摂れば、高血圧、脳血管疾患、虚血性心臓病……などが多発し、死亡率が上昇する……という言い草は成り立たないことがわかる。

次章以降で述べる「塩に関するエピソード」や「塩分の効能」「体内での塩分の働き」を鑑みると、塩分の摂取不足の方が健康を害し、種々の病気を発生させる原因になることが、おわかりいただけるはずである。

つまり「減塩が病気をつくる」のである。

1章

人間の体に欠かせない、塩だけが持つすごい効果

原爆症を防いだ塩

1945（昭和20）年8月9日、11時2分、長崎市に原子爆弾が投下され、7万人以上の尊い生命が奪われた。

爆心地から、たった1㎞余りにあった（今もある）聖フランシスコ病院には、大勢の被爆者が押し寄せた。

同病院の秋月辰一郎医師（京都帝国大学医学部卒）は、自らも被爆されたが、気力をふりしぼって患者の治療に没頭された。秋月先生は、地下壕に備蓄されていた玄米と味噌と塩で「塩辛いおにぎり」と「塩辛い味噌汁」を作らせて同病院の医師、看護師、職員、患者達に毎日毎食与え続けた。すると皮膚が溶け落ちるなどひどい被爆をした人でさえ、原爆による症状（白血病、貧血他）が出ず、その後何十年も、ほとんどの人が、原爆症を患わなかった。

爆心地から、10㎞以上離れた所で被爆した人達の中にも原爆症で亡くなった方は多くいらっしゃったし、原爆投下の数日後に、焼け野原となった長崎市に親戚や親兄弟を捜しに他の都市から入ってきて、空中や土中に残存していた放射性物質に汚染し、後に原爆症にかかって亡くなられた方も多数いらっしゃった。

もともと、玄米食主義者であられた秋月辰一郎先生の動物的な勘が、このような食養生を指示させたのであろうが、後に、この指示が正しかったことが科学的に証明される。

玄米に含まれる「フィチン酸」や味噌や納豆などの大豆発酵食品に含まれる「ジピコリン酸」に「ストロンチウム90」などの放射性物質を体外に排泄する効果があることが明らかになったのである。

そして、何といっても原爆症を阻止したのは、塩による放射性物質の浄化作用である。秋月先生の治療を受けた被爆者達は、後に「玄米と塩で助かりました」と異口同音に感謝の言葉を述べていたという。

秋月辰一郎先生の書かれた『長崎原爆体験記』（日本図書刊行センター刊）の英訳本は１９８６年４月26日のチェルノブイリ原発事故のあと、欧米のたくさんの人々に読まれ、その後ヨーロッパでの「味噌」の消費が倍増どころか10倍増した、という。

私も大学を卒業して長崎大学医学部原爆後遺障害研究施設内科に入局し、まだホヤホヤの若造医師だった頃、何回も秋月辰一郎先生にお会いして、種々薫陶《くんとう》を受けたことがある。

いつもニコニコされた温和な紳士で生涯玄米食を続けられ、90歳近く（１９１６年１月

3日～2005年10月20日）まで長生きされた。

血液生理学の権威も認めた塩の効用

また、私が医学生時代より、実に50年もの間、尊敬、崇拝している森下敬一医学博士は、昭和3年3月3日に誕生されたので、今年89歳である。

今でも、東京・本郷にある「お茶の水クリニック」にて全国から集まってくるガンをはじめ、種々の難病・奇病の患者を、玄米食を中心とする食事の指導で治療をされ、大いなる成果をあげられている。

森下博士が昭和25（1950）年に東京医大を卒業されたときには、ガン、脳卒中、心筋梗塞と、糖尿病、痛風などの「生活習慣病」の患者は日本にはほとんど皆無で、臨床医をやってもやっていけないということで、同級生の中には弁護士に転職した医師もいた、という。同じ理由で、森下博士は、基礎医学の分野に進まれ、血液生理学を専攻された。

その後、10年くらいの間に、種々の実験を重ねられ、西洋医学で常識になっている「骨髄造血説」を否定する「腸造血説」を唱えられた。腸の絨毛《じゅうもう》細胞で食物から赤血球ができる様子を、顕微鏡写真で正確にとらえて撮影されたのである。

その後、この赤血球から、胃や腸や脳、心臓……等々の体のすべての細胞が造られること、また、ガン細胞もこの赤血球から変化していくことを究明された。そして、「食物を正し、血液を浄化しなければ、ガンの発症や再発・転移を防ぐことは不可能である」と主張された。

まさにノーベル賞級の大発見なのである。

昭和41（1966）年と昭和43（1968）年の2回、衆議院のガン問題特別委員会に招致され「今のままのガン治療では、そのうち日本中にガンが蔓延する……」と証言された。「ガンの三大療法（手術、放射線、抗ガン剤）による療法」を否定し、「食事療法（玄米、菜食）、断食こそがガンを治癒する」と主張され、当時の医学界から猛反発を喰った。

しかしこの50年間でガンに関する研究や治療法は格段に進んだとされているのに、昭和41年当時は年間6万人のガン死者数が今や36万人超と激増している状況を鑑みると、森下博士のご高見はいかに正しかったかがわかる。

また、体内のあらゆる細胞に変わりうる「iPS細胞」のご研究で、日本の医学者に2015年のノーベル生理学・医学賞が授与されたことを鑑みると、「赤血球が、体のあらゆる細胞に変わっていく」という森下理論にももっと光が当てられてよいのではなかろうか。

世界の長寿地方の調査が実証

その森下博士が1977（昭和52）年6月に企画された、米国サンフランシスコ、ロサンゼルスでの自然食レストランの見学、研修ツアーに参加させていただいたのが、小生と森下博士の最初の出会いだった。当時日本では「玄米食を食べている」というだけで、栄養学者や一般の人々からも白眼視されていた。「玄米は消化が悪い。水銀が含まれている……」などの理由で。

しかし、サンフランシスコ、ロサンゼルスに沢山ある自然食レストランでは、玄米食、味噌汁、有機野菜で作ったサラダや副食……が提供され、そうした食物も販売されており、日本との差に驚いたものだ。

森下博士は同じ1977年10月には、我々西側諸国の人達には入国がほとんど不可能だった共産主義下のソ連のコーカサス地方にある長寿村への調査研究のツアーを企画してくださった。私はこれにも欣喜雀躍《きんきじゃくやく》して、参加させていただいた。

当時は私も研修医を終え、大学院の研究室で白血球の研究をしていたので、時間が工面できたからである。

その後、私単独で4回、コーカサス地方の長寿村に、長寿食の調査、研究に出かけたので、コーカサスの長寿村の探訪は合計5回になる。

コーカサス地方は、黒海とカスピ海にはさまれた地域で、そこにジョージア、アルメニア、アゼルバイジャン共和国が存在する。

北方のコーカサス山脈が冷たい北風をさえぎってくれるので、コーカサス地方はバナナ以外のフルーツが収穫できるほど温暖である。

モスクワのブヌコボ空港からソチのアドレル空港まで、2時間10分のフライト。そこからバスで黒海沿岸を東に進み、4000メートル級の白雪をかぶった高山（コーカサス山脈）が見えはじめると、北に進路を変え、高山めがけて登っていく。標高1000メートルから2000メートルにある長寿村（長寿者達が多く住んでいる村の意味）に入っていくと、いつも数人の長寿者たちが、コサック兵の軍服姿で迎えてくれた。

その後、長寿者の家に集まり、ブドウ棚の下で宴会が始まる。

ギリシャ・ローマ時代の面影が残る立派な石造りの建物に4～5世代の家族が住んでいる、というのが一般の平均的な家庭だ。

宴会を始める前に乾杯。ただ、この乾杯が果てしなく続く。自家製の赤ブドウ酒を角《つの》の形にした大きなグラスに入れ、それを持った手（腕）を相手の腕とからませて乾杯するため、自分が飲み干してしまわないと、相手が腕を離してくれない。

宴会用の長テーブルの上座には、百歳以上の長寿者達が座り、その次に我々訪問者、そして下座と他のテーブルには、若い人達、といっても70代から80代の人達が座る。広いテーブルいっぱいにはみ出しそうに並べられたご馳走は、客が帰るときに、宴会の始まりと同じ量がないと客人に失礼にあたる、という習慣があるらしく、食えども食えども全く減る気配はなく、さらに次から次に運ばれてくる。

一応、主食はママリーガ（トウモロコシの粉から作ったお粥）、黒パンであるが、特に主食・副食の区別はなく、長寿者達は、初めからブドウ、リンゴ、ナシ、サクランボ、プルーンなどの果物を食べている。リンゴ、ブドウ、プルーンは、この地域が原産地であり、その甘さ、香ばしさは表現のしようがないほどである。

その他、硬いチーズ、ヨーグルト、採れたての野菜（トマト、キュウリ）、豆類、野菜や豆の和え物、漬物、骨つきの羊肉……等々が食卓に並ぶ。調味料は、プルーンから作られた液状のものや、有名なアジカ（小粒のリマ豆を数時間かけて煮てすりつぶし、玉ネギ、コショウ、ニンニク、ザクロのジュースで味つけしたもの）、アルメニア産の岩塩など。

特にびっくりしたのは、黒パンやチーズがかなり塩辛い上に、食卓には、塩のツボが置かれており、サラダはおろか、羊肉、スープ、フルーツにまで塩をふりかけて食べる点だ。それなのに百歳以上の長寿者は、毎日元気に農作業（牧畜、農業）をして働いている。コーカサス地方のこれまでの最高の長寿者は１６８歳！（１８０５〜１９７３年）まで生きたシラリ・ミスリモフ翁だったとの由。

ジョージアの首都、トビリシにある長寿学研究所のダラキシリビ教授にこの地域の人々の「長寿の秘訣」について尋ねると、

（１）新鮮な山の空気。
（２）コーカサス山脈の岩肌を削って流れてくるミネラル・ウォーター。
（３）ヨーグルトやチーズなど豊富な乳製品（発酵食品）。
（４）激しい肉体労働。
（５）年配者を大切にするなど、強い家族の絆。

……等々をあげてくれた。

長寿者達に「高血圧の敵とされている塩分の摂取が非常に多い」ことを指摘し、質問すると、「塩は、毎日の肉体労働の原動力になっており、汗で排出しているので、何ら問題はない」という答えが返ってきた。

森下博士は、この50年間で、コーカサス地方をはじめ、パキスタンのフンザ王国、南米のビルカバンバなどの長寿郷を何回も踏査されている。最近は、中国の新疆《しんきょう》ウイグル自治区から、西アジアのパミール地方の長寿地域の探検・調査に力を入れておられる。この辺りは昔はsilk road（絹の道）と呼ばれたが、シルクロードに沿って点在する長寿村の百歳以上の長寿者達は、皆、信じられない量の塩（岩塩）を摂っている、という。「silk road（絹の道）はsalt road（塩の道）だ……」と森下博士は喝破《かっぱ》されている。

89歳の森下博士が実践する食〝塩〟生活

さて89歳で現役医師、研究者でもあられる森下博士の食事は、

朝……玄米のお粥。味噌汁。
昼……食べない（診療・研究が忙しいので）。

夕……日本酒1合、玄米飯、味噌汁、野菜の煮つけ……ときどき魚、または「イカの塩辛、塩昆布、塩ウニ」を混ぜて熱湯を注いだ「簡単すまし汁」。

が平均的なもので、小腹が空いたとき、チベット産のルビーソルトをスナック代わりに食べられる、というもの。

森下博士は、学生時代から「イカの塩辛」「塩昆布」「塩ウニ」が大好物で、あるとき、1日の塩分摂取量を測定されたら、何と35gだった、とのことである。

もちろん、89歳になった今もかくしゃくとして、現役医師として患者の治療に当たっておられる。

味噌・醤油・漬物…を「減塩」にしないほうがいい理由

減塩運動が始まって、この50年以上、塩分が多く含まれているとの理由で、味噌・醤油・漬物なども忌避され、文字通り、味気ない「減塩味噌」「減塩醤油」「減塩漬物（梅干）」などが巷に出回っている。

しかし、こうした日本の伝統的な発酵食品には種々の健康効果がある。

万一、塩分のマイナス作用があったとしても、それを帳消しにするどころか、塩分など歯牙にもかける必要のないくらいの強力な効能があるのである。

以下、それを紹介していこう。

味噌の効能

共立女子大学家政学部の上原誉志夫教授は、2015年に「習慣的味噌汁摂取が血管年齢に与える影響」と題した研究結果を発表した。

2010年から2014年の5年間に人間ドックを受診した330人の男性の聞き取り調査をし、「5日間で0〜2杯、3〜5杯、6〜15杯」飲む人を比較したところ、血圧に差はなかったとの由。つまり「1日1〜3杯」の味噌汁の摂取は血圧に影響を及ぼさない、ということなのである。

同教授は、味噌汁の原料である大豆や麹に含まれる成分や、具のワカメに含まれる降圧成分が、塩分の昇圧作用を帳消しにする、と答えられている。

日本内科学会誌（英文：2017年1月号）でも、味噌汁の摂取が週に「1杯未満」「4杯未満」「7杯未満」「7杯以上」に分けて血圧値を比較したところ、「味噌汁の摂取の頻度と血圧に関連なし」との研究結果が掲載されている。

しかし、「味噌汁」を塩分の問題だけで語るのは、もったいない。

味噌の原料の大豆は畑の肉とも言われるほど優秀なアミノ酸（タンパク質の原料）を含んでおり、特に米に不足がちな、リジンやスレオニンなどの必須アミノ酸が多く含まれる。米食と味噌汁は、栄養を補完し合うことで、相性がよいのだ。

１９７０年代から、当時国立がんセンター疫学部長の平山雄博士らが26万５０００人を13年間調査し、「味噌汁をよく飲む人には、胃ガン、皮膚ガン、乳ガン、狭心症、胃潰瘍、肝臓病が少ない」と発表されていた。

話は旧聞に属するが、１９８５年の日本消化器病学会で横浜の東芝鶴見病院（当時）の水野医師が、「外来患者２１４人のうち朝食に味噌汁を飲む人（１５６人）の53％、朝食に味噌汁を全く飲まない人（58人）の26％に、胃の病気（胃炎、胃潰瘍、胃ガン）などが存在しなかった……」と発表されている。

日本の〝薬膳スープ〟とも言うべき「味噌汁」の効能を列挙すると、
①消化のよいタンパク質を含むので、虚弱者、老人の格好の栄養食。

②体を温め、血行をよくする。
③肝臓を強くする（含有アミノ酸による）。
④含有酵母や乳酸菌が強力な整腸作用を発揮する。
⑤含有成分の「メラノイジン」が強力な抗酸化力でガンを防ぐ。
⑥脳細胞を活性化し、ボケを防ぐ。

まさに昔から「味噌の医者殺し」と言われてきた所以《ゆえん》だ。

醤油の効能

小麦と大豆を原料にして麹を作り、それが熟成したところで、食塩（NaCl）を加えて、約1年間発酵熟成する。

日本では民間療法として、「火傷にすぐ醤油を塗ると治りが早くなる」「熱い番茶に醤油を2～3滴加えて飲むと冷え症や風邪の引きはじめによい」として、重宝されてきた。

最近は、醤油に含まれる〝SPS〟という多糖類に「抗アレルギー効果があり、鉄分の吸収をよくする」ことも明らかにされている。

シンガポール大学のバリー・ハウエル教授は、「醤油の抗酸化力は、赤ワインの約10倍、ビタミンCの150倍もあり、種々の病気や老化を防ぐ」「醤油を料理に用いたときは、用いないときの50％も血流がよくなる」ことも実証している。

漬物の効能

日本人は昭和30（1955）年頃まで、野菜を生で食べる習慣はなかった。煮るか、炒めるか、漬物にして食べた。その後、肉、牛乳、バター、マヨネーズなどの欧米食と共に、サラダを食べる習慣が始まった。これも、日本人の低体温化（後述）の一因であろう。

漬物は生野菜に比べて水分が少ない分、食物繊維の量が比較的に多くなる。食物繊維は大便の量、排泄をよくする。大便と共に、コレステロール、脂肪、発ガン物質も排泄され、高脂肪や大腸ガンを防ぐ。野菜を漬物にしても、ビタミンA、C、B群の消失は少なく、生野菜より量を多く食べられるので、むしろビタミンの摂取量が多くなる。

糠《ぬか》味噌漬けにすると、糠の中のビタミンB群が漬けた野菜に溶けていき5～6倍に増加する。

漬物の中の乳酸菌が整腸作用を発揮し、腸の中のリンパ球（全身のリンパ球の約70％が存在）を刺激して、免疫力を上げ、種々の感染症、アレルギー、ガン……などを防ぐ。

歴史が証明する塩の重要さ

塩は旧石器時代より存在する人類最古の調味料である。

サラリーマン（salaried man）の〝sal〟は塩を意味する。古代ローマ時代、兵士の給料の一部が「塩」で支払われていたことから来ている。当時奴隷の売買も塩で行われていたというし、塩１００kgで家が一軒買えた由。

日本でも、平安時代の官吏の給料が「塩」で支払われていた、という史実が木簡から明らかにされている。

古代ローマ時代から、食物の価値は「おいしいかどうかで決まる」と考えられていた。「塩こそ、最上の健康食」と考えられていたので、「塩（sal）」から「健康＝salus」という言葉が作られたことは前述した通り。

野菜には塩をかけて食べていたので、〝salad〟（サラダ）と言う。

中世のイギリスでは、宴会のときは、食卓の中央に塩を積み、その前にＶＩＰ（very important person＝身分の高い人）が座り、塩から離れた所には、身分の低い人が座った

ので、

above the salt ＝上席
below the salt ＝末席

という熟語が作られた。

漢方医学でも、「塩は活力の源」と考えられていて、「料理の塩分が不足すると腎気《じんき》が衰える」と考えられている。漢方医学でいう「腎」とは、腎臓、副腎、生殖器、泌尿器も含めて、生命力そのものを指すので、「腎虚《じんきょ》」とは「老化」を意味する。

つまり、下肢や腰の痛み、しびれ、むくみ、インポテンツ、夜間頻尿などの下半身の筋力の低下、それと並行して起こってくる目や耳の働きの低下（老眼・白内障・耳鳴り・難聴）などが「腎虚」の症状だ。

宗教も認める塩の偉大さ

宗教も、「塩」の偉大さ、重要性、神秘性を認めている。

プラトンは、「塩こそ神の愛するものなり」と言っているし、聖書の中には、32ヶ所も「塩」に関する記載がある。

最も有名なのは、「マタイ伝五章十三節」の「山上の垂訓」の「あなた方は地の塩である」であろう。「一番大切なもの」が「塩」なのである。

日本の宗教でも、「塩」は重要な位置を占めている。

火葬場や葬式から帰宅したときは、家の人に塩をふりかけてもらって、身を浄めるし、神社や神棚には、必ず塩が供えてある。

大相撲の力士がまく塩は、「土俵を浄める」意味があるし、上棟式のときに四方の柱に塩をまくのも、邪気を追い払い、家と家族を守る、という意味がこめられている。

料亭の玄関にある「盛り塩」は、千客万来を期待するためのもので、中国の故事よりきている。

たくさんいた秦の始皇帝の妃たちの1人は、皇帝の寵愛を受けようと門口に塩を盛ることにした。皇帝を乗せた牛車の牛が、塩をなめるためにそこに立ち止まってくれるからだ。

「敵に塩を送る」という格言がある。これは戦国時代、武田信玄が、今川、北条両氏の「塩止め」にあったときに、「塩が不足すると力が出ないので、正々堂々と戦うために、越後の上杉謙信が、敵の武田信玄の兵士たちに塩を送った」という故事からきている。

江戸幕府を開いた徳川家康も「塩は軍用第一の品、領内の一番の宝」として、行徳（現・千葉県市川市）で盛んだった製塩業を保護し、そこで作った塩を江戸まで最短距離で運ぶべく小名木《おなぎ》四郎兵衛に命じて開削させたのが小名木川（旧中川と隅田川を結ぶ）である（私のクリニックの近くを流れているので、見るたびに感慨深い）。

司馬遼太郎の『項羽と劉邦』にも「兵隊にしっかり塩を食べさせると、戦争に勝つ……」というようなことが書いてある。

このように、塩は人間にとって「一番大切なもの」であったからこそ、西洋にも日本にも「塩」のつく地名が多く存在している。

＊Salz ＝塩〈ドイツ語〉

Salzburg（ザルツブルク）……オーストリア

Salzgitter（ザルツギッテル）……ドイツ

Saltcoats（ソルトコーツ）……スコットランド
＊Salt＝塩（英語）

日本にも、塩を運ぶ「塩の道」に沿って「塩川」「塩島」「塩谷」「塩原」など、塩に因《ちな》んだ地名がつけられた。

塩は取れる場所が限られていて、代わるものがない重要な食物なので、江戸時代には、塩を運ぶ道ができ、その道沿いに宿場ができ、そこでたくさんの人が塩だけでなく、種々の特産品を売買し、それと同時に、各地の文化交流がなされ、日本の発展に大いに寄与した。

塩はあらゆる生命の源泉

45～46億年前に誕生した地球で、30億年前にアメーバ様の単細胞生物（始原生命）が海水中に誕生した。その後、分化、分裂、増殖をくり返して多細胞生物に進化し、5～6億年前に脊椎動物の先祖が（海水中に）誕生し、3～4億年前のデボン紀になって、脊椎動物の一部が陸上にはい上がってきた。

海中から陸地に上がるにあたり、これまでと同じ環境を維持しないと干からびてしまうので、この脊椎動物は体内に「海」を抱きかかえて上陸してきた。つまり、これが血液（体液）であり「血潮」とも言われる所以だ。

人体を構成する60兆個の細胞は「血液」という海水の中に浮いて生きている、と言っても過言ではない。そもそも体内の水分は「塩水」の形でしか存在しえない。にもかかわらず、塩が「健康の敵」とばかりに目の仇にしている西洋医学の論理には、大いなる疑問を持たざるを得ない。

羊や象は、塩分の多い土地を求めて移動していく、という。アフリカの象の生息数と、その土地の水の塩分濃度を調べてみると、塩分濃度が高いほど、繁殖力が強く、象の数も多い、とのこと。

トナカイが人間に飼育されるようになったのも、人間が放出した尿の中の塩分をなめるために人家に近づいてきたのを、人間が捕獲するようになったことが始まりと言われている。

険しいロッキー山脈の急峻な岩場に住んでいる野生の山羊が、断崖絶壁に貯留している岩塩を食べに、文字通り生命をかけて（実際に落下して死ぬ山羊も少なからずいるようだが）岩場を登っていく映像をテレビで見たことがある。

肉食動物は、獲物の体内、血液内の塩分を体内に取り入れることができるので、象や羊や山羊……のような行動は見られない。しかし、塩分がほとんど含まれていない草を食べる動物は、塩を摂らないと生きていけない。

家畜の馬は1日に約40g、牛は80gの食塩を必要とするし、動物園のカバは500gも食べる。

ネズミや羊を自由に食塩が摂れる状態にして飼育すると、必要量の何十倍もの塩を食べる、という。彼らの血液・体液もほぼ海水と同じだから、生きていくために塩は必要不可欠、最も大切な食物であるからだ。

人間にも同じことが言える。

かつての「人食い人種」は、アフリカではコンゴ、ケニア、ウガンダ、アジアでは、ボルネオ、インドネシアなど、海岸から内陸に入った赤道付近に集中していた。

暑いので発汗によって食塩を大量喪失するのに、当地で摂れる食物の中の塩の含有量が不足しているため、人間の血をすすり、その肉を食べて、その中に含まれる塩を補給したわけだ。

江戸時代には、たびたび飢饉が起こり、多数の死者が出たが、これも「塩不足」が大きな要因になったようだ。米や芋が食べられなくても、もともと草食用の歯（32本中20本〈62・5％〉が穀物食用の臼歯、8本〈25％〉が果菜食用の門歯、4本〈12・5％〉が肉食用の犬歯）を持っている人間は、草やその根、木の葉や木の根を食べていれば生きられるはずだ。

しかし、こうした植物食は「Na（ナトリウム＝塩）」含有が少ないばかりか、塩を尿として体外へ追い出す作用のある「K（カリウム）」を多く含んでいるので、ますます塩分不足に拍車をかけて、死者を増やしたようだ。当時の「飢餓対策」の書物には、「塩さえ食べていれば、草や木ばかり食べていても、決して死なない」と書いてある。

昔、炭坑労働者が地下の奥深い、蒸し暑い坑内で、ツルハシを使って作業をするとき、あまりの発汗で、体内の塩分が喪失し、痙攣を起こして死ぬ者が続出する事故が多発した。

そこで、鉱夫に塩をなめさせながら仕事をさせたところ、死亡事故は皆無になった。

話は旧聞に属するが、1930年代のアメリカで、テイラー医師が塩抜きの食事を続けて、自分自身で人体実験をしたところ、

3〜4日目：食欲低下、冷や汗。

5～7日目：名状しがたい全身倦怠感。
8～9日目：筋肉の痙攣が止まらず、実験を中止。

という結果になった。
人間は、水さえあれば食物なしでも3カ月は生きられる、という。しかし、体内に食塩が不足すると、血液の水分量が減少し（P83）、血液全体量が少なくなり、血液循環不全を起こして、3カ月に至るずっと前に死亡する。

2章

塩＝体に悪いという誤解は、なぜ生まれたのか？

「塩」が悪者になった経緯

1953年、米国のメーネリー博士が、「10匹のネズミに、体重の10％以上にあたる、1日20ｇ～30ｇもの高塩分を6カ月食べさせ続けたところ、4匹が高血圧になった」という極めて無茶な実験が「塩分を高血圧の元凶」とする種々の研究の嚆矢《こうし》の一つになったと思われる。

この実験は「体重60kgの人に毎日6kg（6000ｇ）の塩分を、6カ月も摂らせ続ける」というのと同じことだ。

この実験で注目すべきは、これだけ大量の塩分を6カ月にわたって強制的に食べさせ続けても、6匹（60％）のネズミは高血圧を発症しなかった、という点である。

つまり、ネズミにも、「塩分感受性（後述）」が存在する、ということであろう。

さて、こうした論文がきっかけになったのか、米国のL・K・ダール（Dahl）博士が、日本の南部と北部の人達の食塩摂取量と高血圧の発症頻度を、食塩摂取量の少ない太平洋のマーシャル諸島の人々や、アラスカのイヌイットの人々と比べて発表したのが図表9である。

（図表9）地域による高血圧発症頻度と食塩摂取量との関係（Dahl）

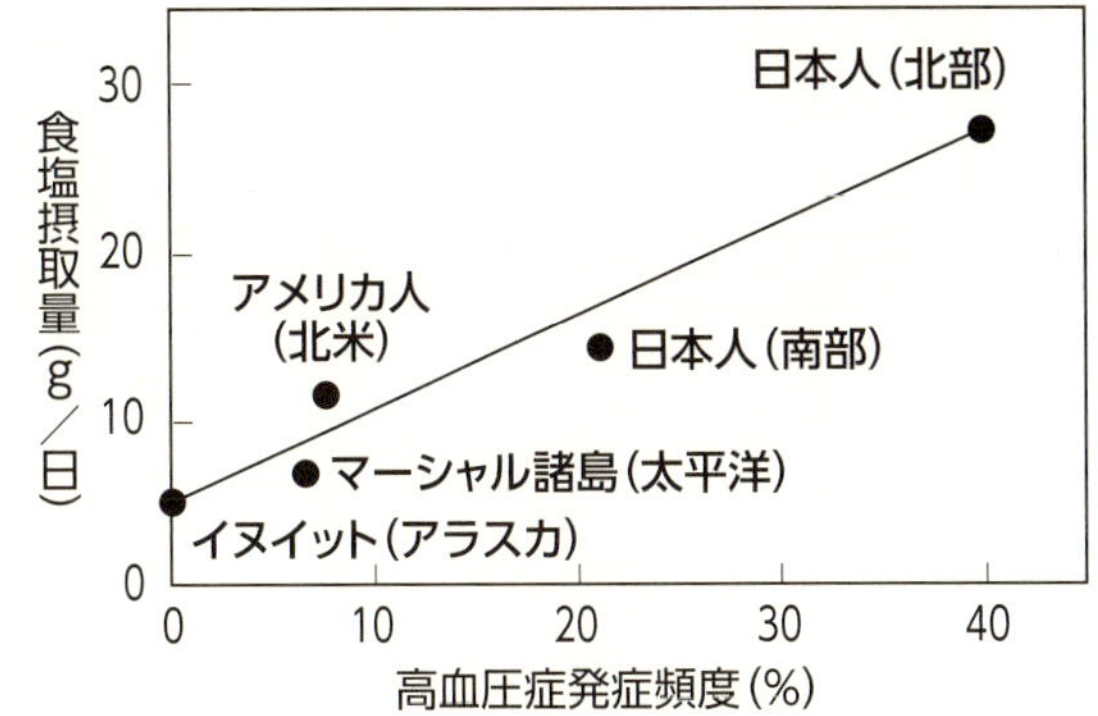

1日13～14gの食塩摂取をする鹿児島など南日本の人々の高血圧の発症率が20%、同じく27～28gと2倍もの食塩摂取をする秋田、青森など東北地方の人々の発症率が約40%という結果が出たため、「塩分こそ高血圧や脳卒中（出血）の元凶である」という結論になった（北国の冬は寒いため、血管が収縮して血圧が上昇する。雪のため運動不足になる。野菜や果物の摂取も不足する……等々の高血圧の要因に関しては、全く考慮されていない！）。

よって、この頃より東北地方から減塩運動が始まり、全国に普及していった。1945（昭和20）年以降の日本人の食塩摂取量の平均は「15g／日」であったが、1979（昭和54）年には「13・1g」になった。厚生省からは「10g以内が望ましい」と発表された。

食塩摂取量は1985（昭和60）年には12・1gに減

少し、2015（平成27）年には10・0gとさらに減少したにもかかわらず、現在は、男＝8・0g以下、女＝7・0g以下が望ましいと厚生労働省が発表している。WHO（世界保健機関）では1日の塩分摂取量＝5・0g以下を推奨している。

しかし、2014年の米国「高血圧学会誌」にデンマークのコペンハーゲン大学病院のニールス・グラウダール博士などの論文が掲載され、「最も好ましい、健康的な食塩摂取量は〝6・7〜12・6g〟」と述べられている。

この50年間「塩は体に悪い」という観念が叩き込まれ、減塩味噌、減塩醤油、減塩梅干……など、決して旨いとは思えないものを半ば強制的に食べさせながら、日本人の高血圧患者は減るどころか、予備軍も含めれば少なく見積もって4000万人、ひょっとしたら5000万人くらいいるのではないかという話がある。

そもそも、東北地方の人々は、高血圧や脳出血を患いたいが故に、塩を多く摂ったのではない。現代のように、暖房の設備が十分になかった時代に、体を温めて、寒さをしのぐために塩を多食したのである。繰り返しになるが、塩はカロリーは「0」だが、体を温める作用が強力だからだ。

それは、東北地方に何百年も住んできた人々の生活の知恵だったわけだ。

もし、当時の東北の人々が、塩を多食していなかったら、高血圧や脳出血で倒れる前に冷えからくる風邪、肺炎、結核、うつ、自殺、リウマチなどの痛み……の病気で、若くして、生命を落とした可能性が大である。

現代医学は、この50～60年で日本人の体温が約1℃下がってきていることなど、歯牙にもかけていない。この体温低下こそ、西洋医学が手を焼いているガン、脳梗塞、心筋梗塞、自己免疫疾患、うつ……などありとあらゆる病気の要因になっていることなど全く気づいていない。何と言っても、西洋医学の研究の華は、細胞レベル、遺伝子レベルのミクロの世界の究明であるからだ。

1957（昭和32）年の、日本人の脇の下の体温は「36・9℃」だったという。我々医師が座右の書としている「医学大辞典」の〝日本人の体温〟の項には〝36・89±0・34℃〟と書いてある。低い人で36・55℃、高い人は37・23℃ということだが、今ではそういう人はほとんど存在しない。35・8～36・2℃の人がほとんどだ。

1℃の体温低下で、代謝が約12％落ちる。よって、体内の糖や脂肪の燃焼が十分になされず、燃え残って高血糖（糖尿病）、高脂血症、肥満に陥る。これが「メタボリック・シンドローム」だ。

「内臓脂肪症候群」と意訳してあるが、「metabolism」＝「代謝」なのだから、「代謝（低下）症候群」と訳すのが正しい。言い換えれば「低体温症候群」である。

代謝を亢進《こうしん》させるホルモン・サイロキシンが甲状腺から産生分泌されすぎるバセドウ病（甲状腺機能亢進症）は「食べても食べてもやせてくる」「発熱する」「コレステロールが低下する」……という症状が発現する。逆にサイロキシンの分泌が低下する甲状腺機能低下症（粘液水腫、橋本病）は「食欲がないのに太る、むくむ」「体温が下がる」「血中コレステロールが増加する」……病気である。

こう見てくると、40歳以上の男性の50％が悩んでいる「メタボ」は、日本人の低体温化がもたらしたものであることがわかる。

この低体温化は、「メタボ」のみならず、リウマチ、うつ、自殺、潰瘍性大腸炎……などの「陰性病（後述）」の増加の要因にもなっている。毎年、36万人超の日本人の生命を奪う死因断トツ１位のガンの大きな要因が、低体温にある。なぜならガン細胞は35・０℃で最も増殖し、39・６℃以上で死滅する細胞なのだから。

日本人の体温を低下させた原因

日本人の体温を低下させた原因として、

（1）塩分摂取の制限……塩には体を温める作用がある。

（2）水分摂取の奨励……日本人の死因2位の心筋梗塞、4位の脳梗塞が血栓症であるため、「血液をサラサラにするために」として「毎日2リットル以上の水分を摂るように」とか「こまめに水分の補給を」と、ここ20年くらい指導がなされてきた。雨に濡れると体が冷えるように、また冷却水という言葉があるように、本能が欲する以上の水分を無理に摂ると体が冷える。

（3）体を冷やす陰性食品の摂取……P98で示した体を冷やす陰性食品の摂取が、この50年間で急速に増加した。

（4）筋肉運動、労働の不足。

体温の40％は筋肉から発生している。この50年間で交通機関が発達し、電気洗濯機、掃除機が普及することにより、ウォーキングや筋肉労働が不足して低体温化に拍車をかけた。

（5）湯船につからず、シャワーですませる生活習慣。

湯船に10分つかると体温は約1℃上昇し、入浴後、数時間は体を温めてくれる。シャワー

浴は、体の汚れを落としてくれはしても、体温を上げる効果はない

……などがあげられる。

食塩（NaCl）の効能

食塩の効能としては、

（1）鹹味《かんみ》（塩味）を出す。

（2）殺菌作用がある（食物の保存性）。

（3）旨味を出す……肉や魚の身をひきしめる。

（4）体を温める。

……等々、日常の生活から十分に感得できるものの他、

（5）体液（血液、リンパ液、細胞内液……など）の浸透圧を一定に保ち、水分の代謝や

体液のPH（酸－塩基平衡）を維持する。
(6) 神経の興奮の伝達に関与する。
(7) 筋肉の収縮作用に大きく関与する。
(8) 胃液、腸液、胆汁などの消化液の原料となる。
(9) 体内の有害物の解毒をする。

……などがある。
よって、塩分の摂取不足は、

①新陳代謝が低下する（体温が1℃低下すると新陳代謝が約12％減衰）。
②食欲が減退する（消化液の産生不足による）。
③筋肉収縮力や神経の興奮の伝達作用の低下による痙攣。
④心臓の筋力の収縮力の低下による血圧降下（脱力感や倦怠感）やショック。
⑤腎機能の低下……原尿の中にいったん捨てた塩分の再吸収をしなければならない腎臓が過労状態に陥るため。

などの症状を惹起する。

自然塩だけが持つすごい効能

食塩は、科学的に合成された塩で、塩化ナトリウム（NaCl）が99・9％以上を占め、自然塩に比べると、それを食べる者の健康に寄与する力は格段に劣る。

しかし、食塩（NaCl）はP62〜63に示したようなすばらしい効能をたくさん有している。

さて、海水中には3・5％の塩類が溶けていて、その約80％が食塩（NaCl）であるが、他に$MgCl_2$（塩化マグネシウム）、$MgSO_4$（硫酸マグネシウム）、KCl（塩化カリウム）などの塩類が存在する。

海水の中には、Na（ナトリウム）、Cl（クロール＝塩素）以外にも、人体（生命）が必要とする約100種類近くのミネラルが含まれている。

ミネラル（mineral）の「mine」は鉱物の意味で、もともとは「土の中の成分」で、土の中のミネラルが、地下水や川によって海に運ばれるので、海水にはミネラルが豊富なのである。

キリスト教でいう最初の人間Adam《アダム》の語源は、ヘブライ語の「土」（Adama）で、人間の肉体は、土（ミネラル）からできていることを示唆している。
「死ねば土に還る」といわれるが、土葬されると、肉体を形成するタンパク質や脂肪、糖分は、土の中の微生物に食べられるか、分解されてCO_2（二酸化炭素）やH_2O（水）、NO_2（二酸化窒素）、NO（一酸化窒素）になって蒸発する。

（図表10）海水に溶けている塩類

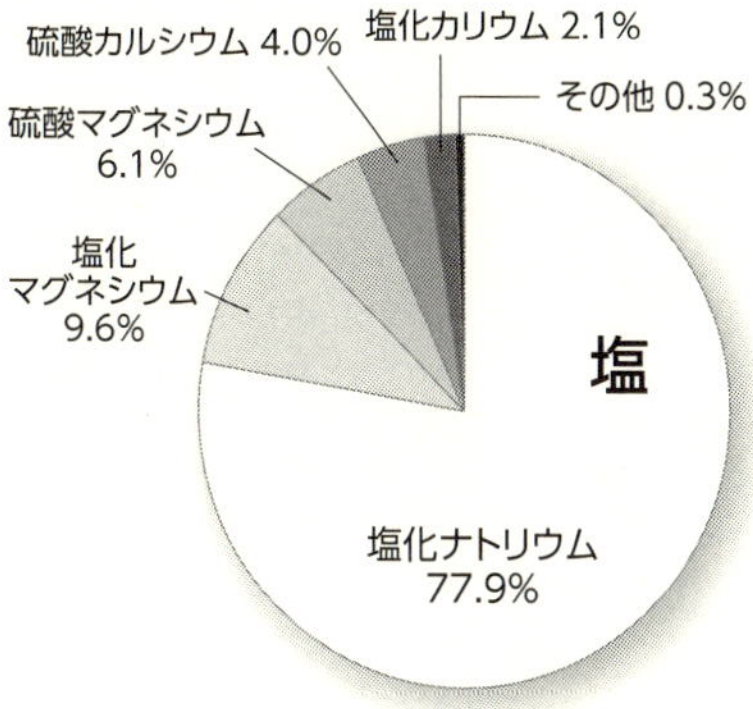

土の中に残る（還る）のは、Fe（鉄）、Cu（銅）、Zn（亜鉛）、Na（ナトリウム）、K（カリウム）……等々のミネラル（金属質）であり、そうしたミネラルから成り立っている骨である。
肉体が火葬されると灰になる。灰はミネラル（金属質）だから、それ以上燃えない。ミネラルが、別名「灰分」とも呼ばれる所以である。
さて、人体に含まれているミネラルは約3kgで、そのうちの80％は骨の成分として存在している。

ミネラルの生理作用をまとめると、

（1）骨や歯の成分……Ca（カルシウム）、P（リン）、Mg（マグネシウム）、Na（ナトリウム）など。

（2）全身の組織や細胞、血液の成分……Fe（鉄）、K（カリウム）、P（リン）、Cl（塩素）など。

（3）体内で行われる種々の化学反応を触媒する酵素の成分……Fe（鉄）、Zn（亜鉛）、Cu（銅）、Mg（マグネシウム）、Mn（マンガン）など。

（4）筋肉や神経の興奮性や、酸・アルカリ反応の調整、浸透圧の調整、血液凝固に関与……Na（ナトリウム）、Cl（塩素）、Ca（カルシウム）など。

生命と健康を保つ上で毎日、摂取しなければならないミネラルを「必須ミネラル」といい、現在29種類が明らかにされている。

必須ミネラルのうち、体内存在量が多く、その分、食事からの摂取量も多量に必要とするものは「主要ミネラル」といわれ、カルシウム、リン、カリウム、イオウ、クロール（塩素）、ナトリウム、マグネシウムの7種で、残りは「微量ミネラル」といわれる。

他にも、リウマチの治療に用いられる金（Au）や肝炎の治療に用いられるGe（ゲルマニウム）など、有効性が認められているミネラル以外にも、70種類近くのミネラルが体内（土壌や海水中にも）に含まれていて、微量でも生命や健康の維持、増進のために貴重な働きをしている。中には公害病の「水俣病」や「イタイイタイ病」の原因とされるHg（水銀）やCd（カドミニウム）などの有害なミネラル（重金属）も含まれてはいるが……。

最近「にがり」（豆腐を作るときに、豆乳を固めるために使われるエキスのことで、海水を沈殿して自然塩を結晶させた後に残る液体）や「自然塩」の効果が脚光を浴びているのは、高血圧の主因と目されている「Na」（ナトリウム）と拮抗的に働く「K」（カリウム）や、心臓病を防ぐ働きのある「Mg」（マグネシウム）や「Ca」（カルシウム）を多く含む他、100種類近くのミネラルを含んでいるからに他ならない。

イギリスのG・H・マクレガー博士は「本態性高血圧の患者に、〝K〟（カリウム）の製剤を投与したところ、4％程度（150㎎の血圧なら6㎎）血圧が下がる」との研究を発表している。

そのメカニズムは、「K」（カリウム）が、

①食塩（NaCl）の尿中への排泄量を増加させる
②血管を拡張させる
③レニン、アンギオテンシン、アルドステロン等の昇圧物質を抑制する

からだとしている。

野菜や果物に血圧を下げる効果があるのは、K（カリウム）が豊富に含まれているからだ。カルシウムの摂取量を増やすと、尿中への食塩の排泄量が増し、血圧が低下傾向を示すことも認められている。

疫学的に、「Mg」（マグネシウム）の摂取量の多い地域の人々は、高血圧や心臓病の罹患《りかん》率《りつ》が低く、同様に硬水（カルシウムやマグネシウムを多く含む水）を飲んでいる地域の人達も、軟水（カルシウムやマグネシウムの含有量が少ない水）を飲んでいる地域の人々に比べて、高血圧、心臓病、脳卒中などの罹患率が低いことがわかっている。

よって日常生活においても塩分摂取は「食塩（NaCl）」より「自然塩」を摂取することが望ましい。

（図表11）毎日摂取しなければならない29の必須ミネラル

必須ミネラル	人体内残存量	欠乏症
カルシウム	約 1,200g	骨粗鬆症、筋肉痙攣、興奮
リン	約 700g	骨粗鬆症、腎機能低下
カリウム	150g	筋力低下、脱力感、不整脈
イオウ	110g	タンパク・ホルモン合成低下、血行不良、脱毛
塩素	85g	食欲不振
ナトリウム	85g	代謝低下、低血圧、食欲低下、脱力
マグネシウム	25g	心臓病、不妊、痙攣、ガン、精神病
鉄	4.5g	貧血、免疫力低下
亜鉛	2.0g	味・嗅覚障害、性力低下、皮ふ病、免疫低下
銅	80mg	成長不良、貧血
マンガン	15mg	糖尿病、骨の病気
ヨウ素	15mg	甲状腺機能低下
セレン	13mg	ガン、心不全、不整脈
モリブデン	9mg	食道ガン
コバルト	2mg	悪性貧血
クロム	2mg	糖尿病
フッ素	2.5g	虫歯
ケイ素	2.3g	爪、髪の毛の成長不良、脱毛
ルビジウム	0.4g	不明
臭素	0.2g	不明
鉛	0.1g	不明
アルミニウム	60mg	不明
カドミウム	50mg	不明
硝酸	50mg	不明
バナジウム	20mg	糖尿病
ヒ素	20mg	不明
ニッケル	10mg	不明
スズ	5mg	不明
リチウム	2mg	そううつ病

食塩摂取で血圧が上がる人、上がらない人の違い

１９８８年、ロンドン大学などが共同で、世界32カ国、52カ所の研究センターにおいて1万79人を対象に行った大規模疫学研究の結果については、学者たちの解釈の違いで意見が対立している。

「調査対象者の大部分を占める1日の塩分摂取量が6～14gの人たちには、塩分摂取と高血圧に相関関係が見られなかった」（「週刊ポスト」２０１６年11月25日号、「塩分を減らせば血圧は下がる」は間違いだった）とする見解と「ナトリウム排泄量と収縮期血圧の比較において、五十二カ所の研究センターのうち三十九カ所で正の相関関係、つまり塩分摂取量が多いと血圧が高くなるというデータが出ています」（「週刊文春」２０１６年12月8日号、「塩分と血圧」の真実教えます！　エビデンスに基づき脳卒中などのリスクを徹底検証）。

しかし、「食塩を摂っても、血圧が上がる人（食塩感受性がある人）と上がらない人（食塩感受性がない人）の両方がいる」という国際的な疫学調査である「インターソルトスタディ」の指摘については学者達の間でも異論がないようだ。

1995年、東大の藤田敏郎教授（当時）は、「日本人における食塩感受性の割合」についての研究発表をされた。それによると、「約20％が食塩感受性があり、約50％は食塩感受性がない」としている。しかし「どのような人に食塩感受性があるのか、ないのか」については、詳《つまび》らかにされていない（その点については、漢方医学の陰陽〈の体質〉論でクリアー・カットに説明できる〈後述〉）。

ただ、「食塩を摂ると、副腎から血圧を上げるウワバインが分泌される。ウワバインの分泌の多寡が人によって違う。食塩感受性の強い人はウワバインの分泌が多い」というメカニズムについては明らかにされている。

同教授は「健康人であれば、塩分摂取で血圧が上昇するとは考えにくい」とも述べておられる。

藤田教授の研究以前にも、米国のF・C・バーター（Bartter）博士が、同様の研究結果を発表している。

食塩の摂取を5ｇから15ｇに増加させる実験をし、その結果、血圧が上昇する人を「塩分感受性の強い人」とし、血圧が上昇しない人を「塩分感受性のない人」として分類した。「塩分感受性の強い人」は食塩を体内に蓄える作用の強い人で、全体の約40％、「塩分感受性のない人」は食塩の蓄積作用の弱い人で、全体の60％を占めていた。

つまり、約60％の人は、塩分を摂取しても血圧には影響を与えない（高血圧にはならない）ことを意味している。

米国のM・H・ワインバーガー博士は「米国の黒人は〝塩分感受性の強い人〟が70％も存在し、高血圧患者が多いが、白人では〝食塩感受性の強い人〟は50％あまりである」と報告している。

これは、漢方医学の陰陽論（P94〜97）で解釈するとクリアー・カットに説明できる。

塩を摂るほど血圧が下がる人もいるのはなぜ？

第7回国際塩シンポジウムで、

「塩の摂り方が増えるほど血圧も上がる、という相関関係は見られない」

「米国の調査では、塩を摂るほど血圧が下がった、という報告もある」

……などが発表された。

その後、米国インディアナ大学のミラー教授らは、「血圧が正常な男女82人を対象に1日の塩分摂取量を9・2gから4gまで12週間にわたって減塩した」ところ、「血圧がほとんど変化しない人＝53％、血圧が下がる人＝30％、血圧が上がる人＝17％だった」という論文を発表している。

世界的に権威のある英国の医学誌「The Lancet」（2016年7月号）にも似たような論文が掲載されている。要約すると、以下のようになる。

「高血圧のグループと、正常血圧のグループの被験者に、1日の食塩摂取量を17・5g以上になるように増塩した場合と、逆に1日7・5g以下になるように減塩した場合、正常血圧のグループでは増塩しても高血圧のリスクを高めず、減塩した場合では、どちらのグループも高血圧のリスクを高める」という結果が出た（図表12）。

「減塩したのになぜ、血圧が上がるのか」については、西洋医学的には解釈不能であろう。「塩を摂るほど血圧が下がる人」の理由も同様である。

漢方の陰陽論では次のように解釈できる。

冷え症の陰性体質の人が、塩分摂取を制限されると、ますます体が冷えてくる。塩には体を温める作用があるからだ。体が冷える（体温が下がる）と血管が収縮して、血行が悪くなる。よって、心臓はこれまでと同じように、全身に血流を送り出すために、力を入れる。よって血圧が上昇するわけだ。

(図表12) 増塩・減塩で高血圧のリスクはどうなるか

	17.5g 以上への増塩	7.5g 以下への減塩
高血圧のグループ	高血圧のリスクを高める	高血圧のリスクを高める
正常血圧のグループ	高血圧のリスクを高めない	高血圧のリスクを高める

「塩を摂るほど血圧が下がる」人が存在するのも、次のように解釈すると容易に理解ができる。

「冷え症の陰性の人は、冷え（体温が低い）ているが故に、血管が収縮して、血行が悪くなっているために、心臓は力を入れて血液を送り出そうとし、血圧が上昇傾向にある（人もいる）。冷え症で高血圧傾向のある人が、塩分を多めに摂って、体が温まると、血管が拡張して血圧が下がる」。夏には暑いので血管が拡張して血圧が下がる人が多いのと同じ論理である。

「減塩」で血中コレステロール、中性脂肪が増加!?

デンマークのコペンハーゲン大学病院のニールス・グラウダル博士が「高ナトリウム（塩分）食と低ナトリウム（塩分）食を比較した167件の研究データをレビューした」ところ、「食塩摂取量が少ないと、正常血圧または高血圧症の人（白人、黒人、アジア人）に血圧降下が認められたが、それに伴い、コレステロール、中性脂肪、レニン、アドレナリン、ノルアドレナリン（いずれも血圧を上げる昇圧物質）の有意な増加が認められた」（American Journal of Hypertension ＝米国高血圧学会誌、２０１１年11月９日オンライン版）という論文を発表している。

これも漢方医学の陰陽論で解釈すると、その理由が、完璧に説明できる。

食塩の摂取量減少により、体温が低くなる（塩には、体を温める作用があるので）と体内、血液内の脂質（あぶら）である「コレステロール」「中性脂肪」の燃焼が悪くなり、燃え残る。つまり、高コレステロール血症、高中性脂肪血症に陥るのである。

体内の塩分、レニン、（ノル）アドレナリン…の働き

血液中には、水や食物から胃液を通して取り入れられた水分、糖分、タンパク質、脂肪、ビタミン類、ミネラル類（ナトリウム、カルシウム、カリウム……）、肺から吸収した酸素、骨髄で造られた赤血球、白血球、血小板などの血球、種々の内分泌臓器で造られたホルモン類……等々が含まれている。

こうした栄養成分、水、酸素……等々は、人体を構成する60兆個の細胞に送り届けられて、各細胞（組織、臓器）でなされる特有の作業を助け、その結果できた、尿酸、クレアチニン、尿素窒素、二酸化炭素などの老廃物は血液によって腎臓や肺に運ばれて、尿や呼気として排出される。

人体を構成する60兆個の細胞は、総レンガ造りの家にたとえれば、細胞1個1個がレンガである。

その細胞は、血液や間質液などの「体液」という「塩水」の中に浮いている。つまり、1個1個の細胞は、体液という「海水」の中に浮遊している単細胞生物と言ってよい。

心臓から送り出される血液は、大動脈→動脈→細動脈→……→毛細血管へと送り出され、毛細血管の中の栄養素や水分が細胞に送り出され、細胞が行う生活代謝の結果できた老廃物は、毛細血管に捨てられるという物質の授受が行われている。これは「浸透圧」という力でなされている。

さて、ここで食塩（NaCl）の体内での仕事や、移動の状態について見ていくことにする。

血管内（血液中）や細胞と細胞の間（細胞間質）、つまり、細胞外液には、Na（ナトリウム）が「140ミリEq」（1ミリEq≒0・06g）含まれ、K（カリウム）は「5ミリEq」しか含んでいない。逆に細胞内液は、K（カリウム）が主に含まれ、Na（ナトリウム）は約10％しか含まれない。

60kgの体重の人の体内には、Na（ナトリウム）が約85g、Cl（塩素）が同じく85g（計170gのNaCl＝食塩）が含まれており、Na（ナトリウム）とCl（塩素）はほぼ一緒に行動する。

（図表13）毛細血管と細胞、細胞間質

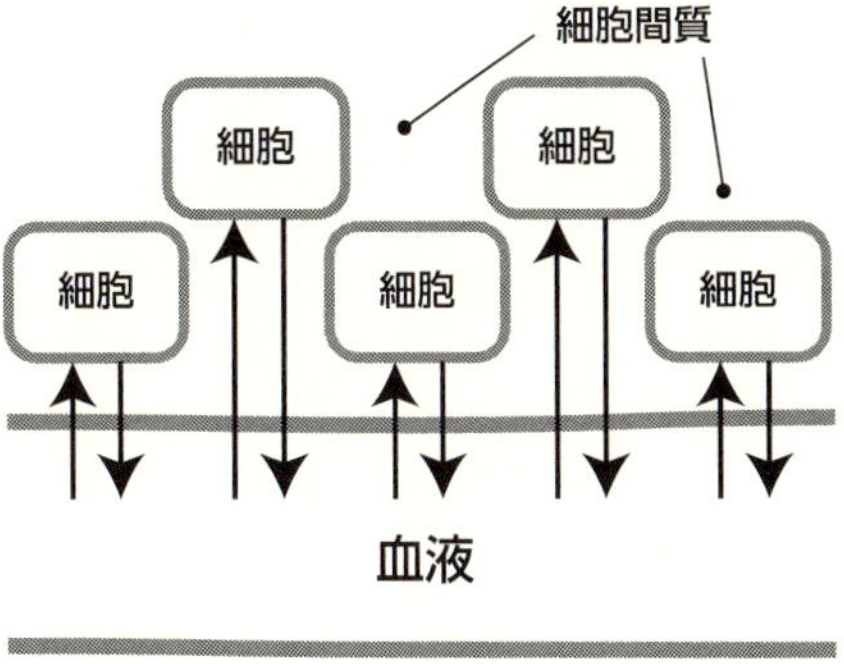

「浸透圧」とは「Na（ナトリウム）、Cl（塩素）、K（カリウム）のように細胞外液や細胞内液に溶けているミネラル類の濃度によって決定される力」で、簡単に言うと「水を保持する＝引きつける力」と言ってよい。

よって細胞外液の量と浸透圧を一定にすることが生命維持にとって極めて大切で、これを規定しているのが、主にNa（ナトリウム）とCl（塩素）、つまり食塩（NaCl）ということになる。

仮に、細胞外液の濃度（NaCl）が上昇しすぎると、それをうすめるために、細胞内から水分が外液へ移動し、細胞は縮むので、ひどい場合は死に至ることがある。

逆に血液内や細胞間質など細胞外液の濃度（NaCl）

がうすい（塩分摂取不足）と、外液中の水分は細胞内にどんどん入っていって、細胞は水膨れになるか、外液中の水分が腎臓から尿として体外へ出て外液の浸透圧を上昇させようとする。

その結果、血液（の水分）量が減って血液は濃縮（NaCl＝食塩摂取不足で、血液はドロドロになる！）し、各臓器への血液が少なくなるので、最悪の場合「循環不足→血圧低下→死」というコースを辿ることになる。

つまり、細胞内の溶液の状態を一定に調節しているのが、細胞内の溶液の浸透圧であり、簡単に言えば、NaCl（食塩）の量ということになる。

浸透圧にとって一番大切な食塩（NaCl）の体内残存量を調整している器官が腎臓である（NaCl＝食塩の90％は尿から、10％が汗から排出される）。

腎臓で血液から尿が作られるが、尿の中に排出される食塩（NaCl）の量を抑制する最強の物質が「アルドステロン」である。他に「カテコールアミン」（アドレナリンやノルアドレナリン）や「アンジオテンシンⅡ」がある。

逆に食塩（NaCl）の排泄を促す物質が「心房性ナトリウム利尿ペプチド」や「プロスタグランディン」「一酸化窒素（NO）」である。

（図表14）体内の水分の割合（体重60kgの人）

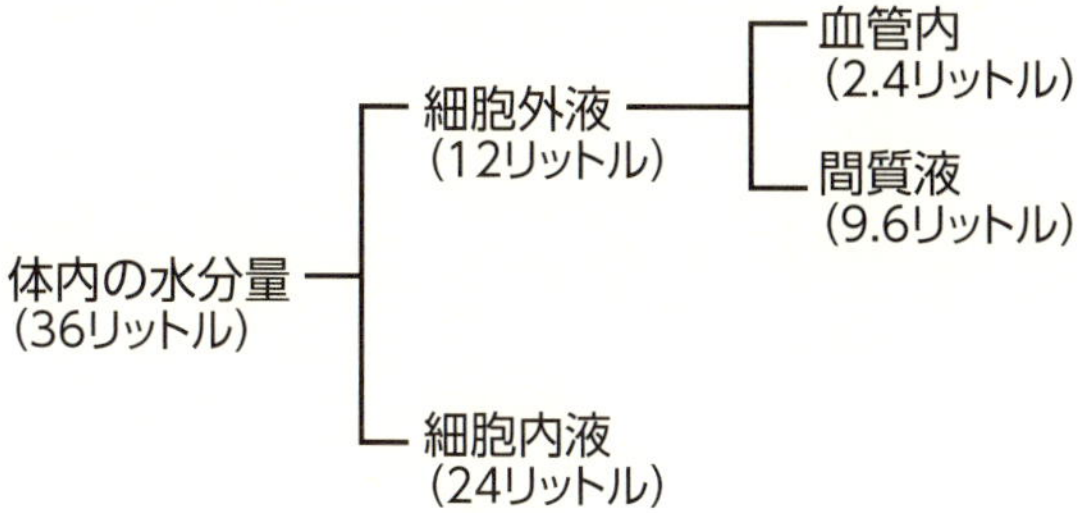

こうした物質の中で、一番分泌量が多く、作用も強いのが「アルドステロン」なので、腎臓（人間の体）は食塩（NaCl）をいかに排泄するかではなく、いかに体内に残すか、というメカニズムで働いていることがわかる。つまり、食塩（NaCl）が、いかに人間の体に大切なものか、ということを示唆しているわけだ！

塩分を少々摂り過ぎても問題ない人体のシステム

さて、この「アルドステロン」の分泌が、どう行われているのか、少々説明を加えてみる。

体内に塩分が不足すると、腎臓より「レニン」が分泌され、肝臓から分泌される「アンジオテンシノーゲン」に働いて、「アンジオテンシンⅠ」が作られる。すると、肺などから分泌される「アンジオテンシン変換酵素」により「アンジオテンシンⅡ」が生成される。

「アンジオテンシンⅡ」は、副腎から「アルドステロン」の分泌を促し、この「アルドステロン」が腎臓での食塩の排泄を抑制すると同時に、食塩（NaCl）を摂りたい、という意欲を起こさせ、食塩（NaCl）摂取を増加させる。

この調節系は「レニン・アンジオテンシン・アルドステロン系」と呼ばれる。

体内に食塩が不足すると「アドレナリン」や「ノルアドレナリン」（カテコールアミン）などの昇圧ホルモンが交感神経末端や副腎髄質から多量に分泌され、血圧が上昇するのだが、これが「減塩で、レニン、アドレナリン、ノルアドレナリンが増加する」（グラウダル博士）理由なのである。よって、高血圧を心配するあまり、塩分を極端に制限しすぎると、かえって血圧が上昇することもあるわけだ（P72〜73の米国インディアナ大のミラー教授の実験で、減塩することで、血圧が上昇する人が17％いた、という理由がこれだ‼）。

逆に、塩分摂取過剰になると、血液（を含めた細胞外液）に食塩（NaCl）が多くなるので、細胞外液の浸透圧を正常に保つべく、喉の渇きを起こさせて、水分をたくさん摂取することになる。すると血液中の水分が増え、その結果、血液の全体量が増えるので、心臓はより力を入れて血液を押し出そうとする。これが、「塩分摂取過剰が高血圧を起こす」理由である。

（図表15）食塩排出の量を抑制するアルドステロン

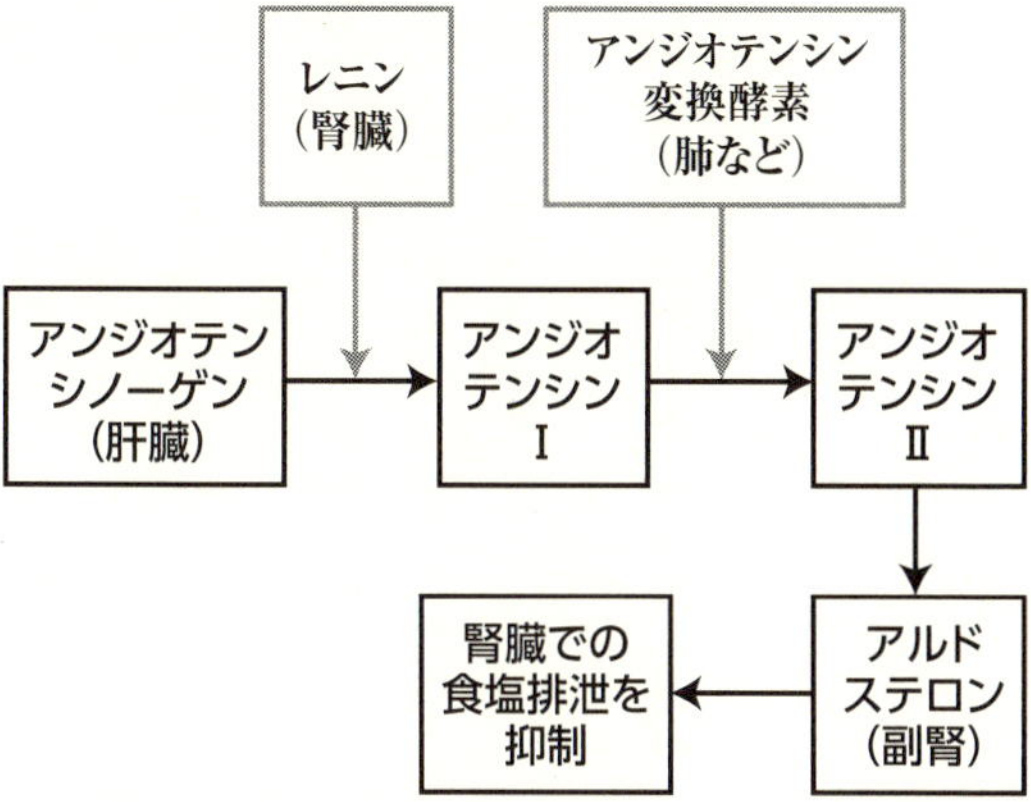

こうなると、腎臓からの食塩（NaCl）の排泄を増加させる必要がある。これを調整しているのが、心筋（心臓の筋肉）で作られるホルモン様物質の「心房性ナトリウム利尿ペプチド」である。

これは、アルゼンチン生まれで、後にカナダに移住したA・J・ダ・ボルド博士により発見された物質である。

腎臓は、このメカニズムにより、1日に最大50gの食塩（NaCl）を排泄する能力があるが、食塩の過剰摂取をした場合、その排泄力が最高になるまで約3日かかるので、食塩を急に摂り過ぎた翌日などは「むくみ」（皮下の細胞と細胞の間の細胞外液の増加）が表れるのである。

よって、理論的には「いくら塩分を摂り過ぎても、数日すれば塩分は排泄される！」ということになる。

しかし、年齢と共に、塩分を排泄する能力が低下すること、また同じように塩分を摂っても、十分に塩分を排泄できる能力のある人とそうでない人（食塩感受性の有無）がいるので、過剰の塩分摂取が続くと、血液中に塩分（NaCl）がたまり、血液量が増えて、血圧が上昇する人も少なからず存在する。

ただし、こういう人も、日頃から入浴、サウナ、岩盤浴、ウォーキングをはじめとする運動で発汗、排尿の量を多くし、人参・リンゴジュースや生姜紅茶（ともに後述）で、排尿の量を増やして、塩分の排泄を促せば（水分と塩分は一緒に行動するので）、塩分を少々摂り過ぎても心配ない、と言うことができる。

塩分不足が引き起こす怖い症状

「週刊現代」２０１６年12月17日号（P82）の作家・曽野綾子先生の連載記事の中に「塩と体の生理の本質」をついた名文が出てくる。拝借して、解説を加えてみたい。

「……老人ホームの献立や病院食がまずいのは、塩分が足りないからである。塩さえ入れなければ、健康にいいと思っている人が、やたらにふえたのかもしれない。（中略）老人の食欲が落ちて食事を摂らなくなり、アイスクリームと紅茶、桃の缶づめくらいしか口にしなくなると、気がつかないうちに塩分が足りなくなって、やがて吐き気がしてくることがある。（中略）私もそうだった。疲労と暑さの中で、水ばかり飲んでいたら、食欲は全くなくなり、やがて吐き気がして来た。熱が出たこともある。（中略）それで塩昆布の一片のようなおつまみを口に入れる。すると塩分で吐き気はおさまるのである……」

暑さのためや、運動や労働をしすぎて発汗過剰になると、当然「喉の渇き」が出てくる。こんなとき、水やジュース、お茶など、塩分をほとんど含まない水分を摂っても喉の渇きは治らず、本当の意味で体内への水分補給にならないことも多い。

発汗により、水分と同時に体内の食塩（NaCl）も失われているからだ。

つまり、塩分を含まない水分を補給すると、体内（細胞外液中）の塩分がさらにうすまり、浸透圧が保てなくなるので、逆に嘔吐や下痢によって、余分な水分を体外へ排泄し、体内の塩分濃度を高めようとする。

これを「自発的脱水」という。つまり、体内に水分は不足しているのに、塩分がうすめられるのを阻止するために、あえて水分を排泄しようとする現象なのだ。生命にとって「水」

より「塩」の方が重要であることを示唆している。

下痢のときも、胃腸内の塩分が水分と共に多量に失われる。このとき、水、お茶、ジュースなどを補っても、「喉の渇き」が改善されないばかりか、さらに、下痢や嘔吐を起こして、ひどい自発的脱水に陥ることがあるので、こんなときは生理食塩水（1リットルの水に食塩9gを溶かす）を飲ませる必要がある。

ここまでの説明で「……塩分が足りなくなって吐き気がしてくる……」「水ばかり飲んでいたら……吐き気がして来た」という理由がおわかりいただけるであろう。

本書に推薦のお言葉を寄せくださった藤本孝雄元厚生大臣の親友で、和田精密歯研（株）の創業者である和田弘毅氏のご著書『歯科人へのぬり薬』（日本歯科新聞社）の中にも、「就寝中に足がつる苦痛は耐え難いものである。その時に焼き塩をひとなめするとすぐ症状が和らいでくる……」という一文が出てくる。

かくの如く、〝塩の効能〟は、日常生活の中で多くの人達が経験的、本能的に感得しているものなのだ。

生命や宇宙の諸事象を支配する「気」

「気」のつく言葉はたくさんある。

電気、空気、気圧、気流……などの自然現象から「元気」「気力」「やる気」「気をもむ」「気を入れる」「気を引く」「気がある」「気に病む」「気にかかる」「気を悪くする」「どうする気？」……など人間の「気持ち」「心」「精神」……の状態を表すものまで。

「気」とは「見えないが、働きはあるもの」と定義されている。

心臓が止まったときには、「AED」により電気を送ると、心臓が再び動き出すことがしばしばある。心臓が停止したときに、食べ物や点滴により栄養を与えても心臓の鼓動は復活しないが、電「気」により、復活するのである。

心電図、筋電図、脳波……などからわかるように、体内の臓器、器官、ひいては生命そのものの営みの根源は、電気現象である。

人体を構成する60兆個の細胞に何の病変も存在せず、極めて健康な人でも、いつかは死ぬ。それは、「気」の流れが、ストップするからだ。

人体内には、上下に直行する脈（経脈《けいみゃく》）と左右に横行する脈（絡脈《らくみゃく》）により、体の上方と下方、左方と右方、体表と体内、各臓器、組織内の間を結んで、全身をくまなく網羅している見えざる気の「通路」がある。これを「経絡《けいらく》」という。

ツボ（経穴）は、経絡走行中の特定の反応点で、陥没点（体表の抵抗が減弱している、空所・間隙として触れるところ）、脈動部（動脈の体表部）、腱間部（腱と腱の中間）、骨縁部、関節の陥凹部《かんおうぶ》、筋縁部……等々、全身に約360個存在するとされている。

「気」の滞りは、ツボに表れ、ここを刺激することで「気の滞り」をよくして病気の治療をする、というのが漢方医学である。

漢方医学では、「気」は生まれながらにして親から受けついだ「先天の気」と、「後天の気」から成り立っているとする。「後天の気」は生後、肺の呼吸により、鼻を通して体内に取り入れて作り出される「天の気」、飲食物として口から胃腸に入り、消化・吸収されて作り出される「地の気」から成る。

「先天の気」と「後天の気」が合わさったものが「元気」で、人体のすべての生命活動に関与するエネルギー源である。

このように「生命」現象は、「気」の力で営まれているが、宇宙の現象、成り立ちの根源も「気」である。

「はじめに光ありき」と聖書には書いてあるが、「光」も電気現象だ。

電話、ラジオ、テレビ、ＩＴの技術……もすべて電気現象が作り出した傑作である。最近はスマートフォンで撮った写真を即座に外国の友人に送れるが、これも電「気」の力である。

ある種の自然塩の持っている、すごい「気」の力

先に紹介した森下博士は、この「気」の力を測定する器械を開発され、人間の気の力、食物の気の力を測定されている。人体の気の力は、既に死亡した人の残存する写真から発する「気」からも、測定可能との由。

日本が世界に誇る植物学者、牧野富太郎博士（享年94歳、１８６２年５月22日～１９５７年１月18日）や、広辞苑の編集者、新村出氏（享年90歳、１８７６年10月４日～１９６７年８月17日）など、長生きした方々の若い頃の写真から「気」を測定すると、その値（気能値）が高い、という。

「おいらはドラマー」とあの甘い美声で、人々を魅了し、光り輝く美男子だった22歳頃の石原裕次郎氏（享年＝52歳。１９３４年～１９８７年）の写真の気能値は低いという。つ

まり、その人が持っている「気」の力で、長寿・短命が予測できるのである。

人間の生命力の根源の「気」の力は、「先天の気」と「後天の気」により決められるが、「後天の気」の一つである「地の気」を作り出す飲食物にも、それぞれ「気の力」がある。

ということは、気の力（気能値）の高い食物を日頃、食べていれば「元気」が旺盛になり、病気知らずで、長生きできる、ということになる。

2016年2月に森下博士と対談し、同6月に出版された『腸から体がよみがえる「胚酵食」』（青春新書）にも載せた、森下博士が測定された種々の食物の気能値の最新版を以下に掲載させていただく。

健康・生命にとって有効な食物が一目瞭然である。

「肉類は、気能値が低い。しかし、野菜と一緒に炒めると、高くなる。白米も気能値が低いが、熱を加えて炊いてご飯にすると、気能値は高くなる。しかし冷や飯になると急激に低下する」と森下博士は日頃おっしゃっておられる。昔から「冷や飯を食わされた」などという言葉があるが、冷や飯は体に悪いのだ。

さて、気能値が高い食物は「玄米」と「塩」ということがわかる。「塩」は健康に悪いどころか、健康・生命にとって、最上・最良の食物であることが証明されたことになる。

森下博士が「てっきり高い数値を示す」と予想されていた「死海の塩」の気能値が非常に低かったのは、「Na（ナトリウム）が24％しか含まれていない」からだという。

Naの含有量が「気の強さを左右し、気能値を決定づける」と結論されている。

その意味で、自然塩のみならず、食塩（NaCl）も、気の力を高めてくれるのである。

「はじめに」でも述べたが、大相撲の力士が、立ち合いの前に、塩を口に含んだり、負傷している部分に塩をふりかけたりするのは、「気を高める」「傷を癒やす」ための本能の仕草に他ならない。

（図表16）塩の気能値

種類	気能値
高気塩「海幸」	98.0
開岩竹塩	97.0
雪塩	95.0
仁山竹塩	94.5
マウンテンソルト	94.0
自然塩（久高島）	94.0
ヒマラヤ岩塩	93.0
屋我地島の塩	92.5
アンデス岩塩	91.5
アルペン・ザルツ	85.5
死海塩	25.5
アジシオ	20.5

（図表17）砂糖の気能値

種類	気能値
沖縄・粟国黒糖	89.5
沖縄・こだわり一番糖	80.0
含蜜・甜菜糖	58.5
三温糖	29.0
グラニュー糖	24.5
アスパルテーム甘味料	22.0
白砂糖	20.0

気能値とは生命エネルギー値。100 点満点の相対値で表している。

（森下長寿研究所「気能医学教室」提供）

(図表18)さまざまな食材の気能値

米	気能値
玄米(有機米)	95.0
五分づき米(有機米)	89.0
白米(有機米)	79.0
玄米(通常米)	72.0
五分づき米(通常米)	54.5
白米(通常米)	41.0

野菜類	気能値
海藻類	89.4
トウモロコシ・豆類	84.8
ニンジン・ゴボウ・生姜	83.8
ネギ類	83.4
キノコ類	82.7
葉菜類	82.6
トマト類	81.5
キュウリ・ナス類	76.9
キャベツ・レタス類	76.8

肉類	気能値
鶏肉類	35.8
豚肉類	25.5
牛肉類	24.6

魚介類	気能値
カニ類	83.8
イワシ類	83.3
貝類	82.3
干物	80.3
エビ類	77.6
ニシン類	75.6
魚卵	69.4
鮮魚類	68.8
カツオ類	66.2
刺身	65.7
ウナギ類	60.3

香辛料・調味料	気能値
調味料	83.4
漬物	82.5
香辛料	81.3

その他食材	気能値
玄米みそ	88.5
梅干	88.5
キムチ	82.5
七味唐辛子	80.0
紅茶(ダージリン)	76.5
コーヒー	40.0

3章

自分に合った塩の摂り方は、漢方が教えてくれる

漢方医学の陰陽論

漢方医学では、宇宙の森羅万象について、陰と陽に分類する。「太陽、夏、昼」が陽で、「月、冬、夜」が陰、色も「赤、黒、橙《だいだい》」が陽で、「青、白、緑」が陰の如く。

人間の体質も同様で、「色白で、低血圧傾向の、体力虚弱な人」は「陰性」で、「ずんぐり、むっくり、赤ら顔」の体力が旺盛で、高血圧傾向の人は「陽性」である。

陰性体質の人は、低血圧、胃腸病、風邪、肺炎、うつ、膠原病を患いやすく、陽性体質の人は、高血圧、多血症（心筋梗塞、脳梗塞）、大動脈瘤破裂、痛風にかかりやすい。

食物にも陰・陽があり、外観が「赤、黒、橙」の暖色で、ナトリウム（塩＝NaCl）を多く含む食物は陽性食物で、食べると体を温める。

「青、白、緑」の食物は陰性食物で、K（カリウム）を多く含む。食べると体が冷える。

「病気」とは「陰」や「陽」に傾きすぎることで発症する。

よって高血圧、痛風、大動脈瘤……等々の陽性過剰病の人は、体を冷やす陰性の食物を多めに食べ、低血圧、胃腸病、うつ……等々の陰性過剰病で悩む人は、塩、味噌、醤油、

(図表19) 健康は陰陽の組み合わせで決まる

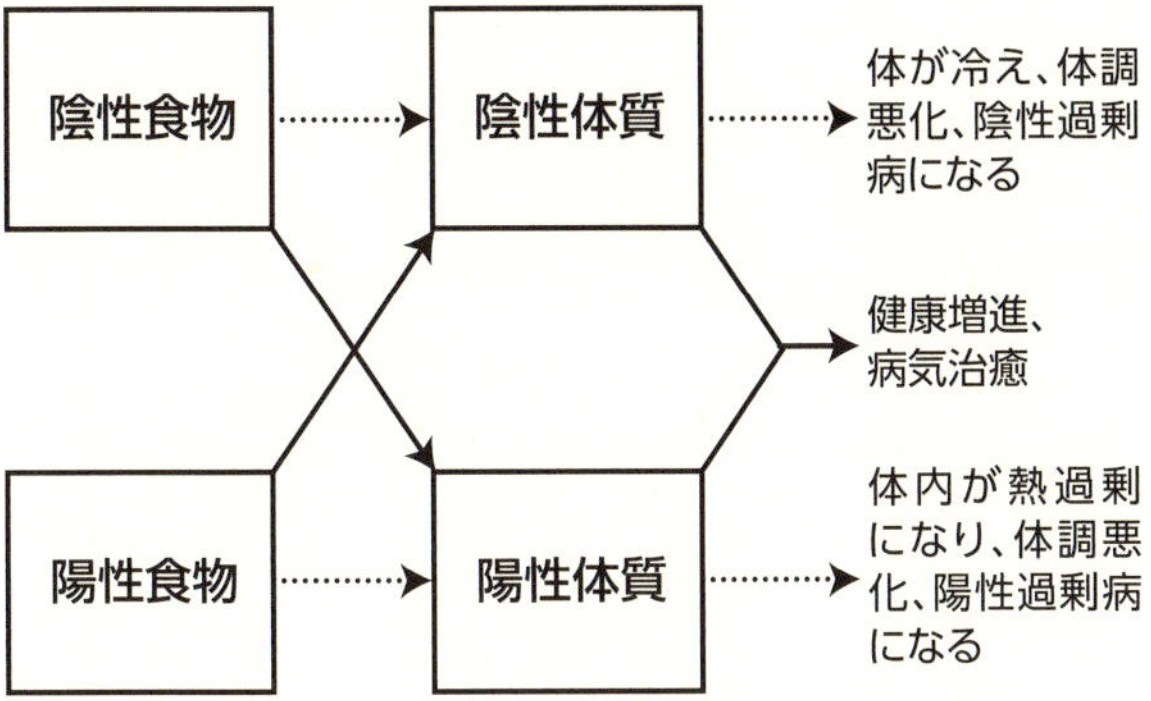

メンタイコ、漬物、佃煮など、塩（Na＝ナトリウム）の多い食物をしっかり摂ると、体質が中庸（間性体質）になり、健康増進、病気治癒に結びつく。

なお、黄～うす茶色の玄米、黒パン、豆類、芋類、トウモロコシ……等々の人類が主食にしてきた食べ物は、陰性でも陽性でもなく、いつ誰が食べても健康によい食べ物である。

陰性体質の人でも、筋肉運動をして、サウナに入ったあとは、体が温まっている（陽性化）ので、水、牛乳、生野菜、酢の物……等々の陰性食物を食べたいと本能が欲求するなら食べてもよいのである。

陽性体質の人でも、一日中、座って書き物などして過ごすと、運動不足のため、夕方は体温が低下傾向になっているので、日本酒の熱燗にメンタイコ……等々、陽性食物が欲しくなることがある、そのときは、食べていいのである。

陽性体質の人も陰性体質の人も、夏は暑いので、生野菜、酢の物、冷やした牛乳、ビール、冷や奴、冷やソーメン……など陰性食物を食べたくなるし、冬は寒いので、肉と卵とネギと醤油で作る陽性食のスキ焼きを旨く感じるものだ。

さて、ナトリウム（Na＝塩）は、陽性食の代表である。

前述したように、河川の氷は「0℃」で凍るが、海水は「マイナス2℃」で凍る。塩の含有カロリーは「0」であるが、「2℃」の温める力を持っていることになる。

雪国では、雪が降り、道路が凍りそうなときは、放塩車が塩をまいて回ると聞いたことがある。

体を冷やす陰性の食物（青、白、緑）でも、塩、熱（火）、太陽、圧力などの「陽性」を加えると、外観の色が黄～赤～黒の陽性食に変わり、体を温める食物に変化する。

つまり、塩、熱（火）、太陽、圧力……には「気」が充満しているのだ。

このことより「陰性食品」は「気が不足」した食品であり、「陽性食品」は「気が十分に含まれている」食品である、と言うことができる。

これまでの説明でおわかりいただけたと思うが、陰性体質（色白で冷え症）の人が、「塩

（図表20）陰性の食物も陽性に変えられる

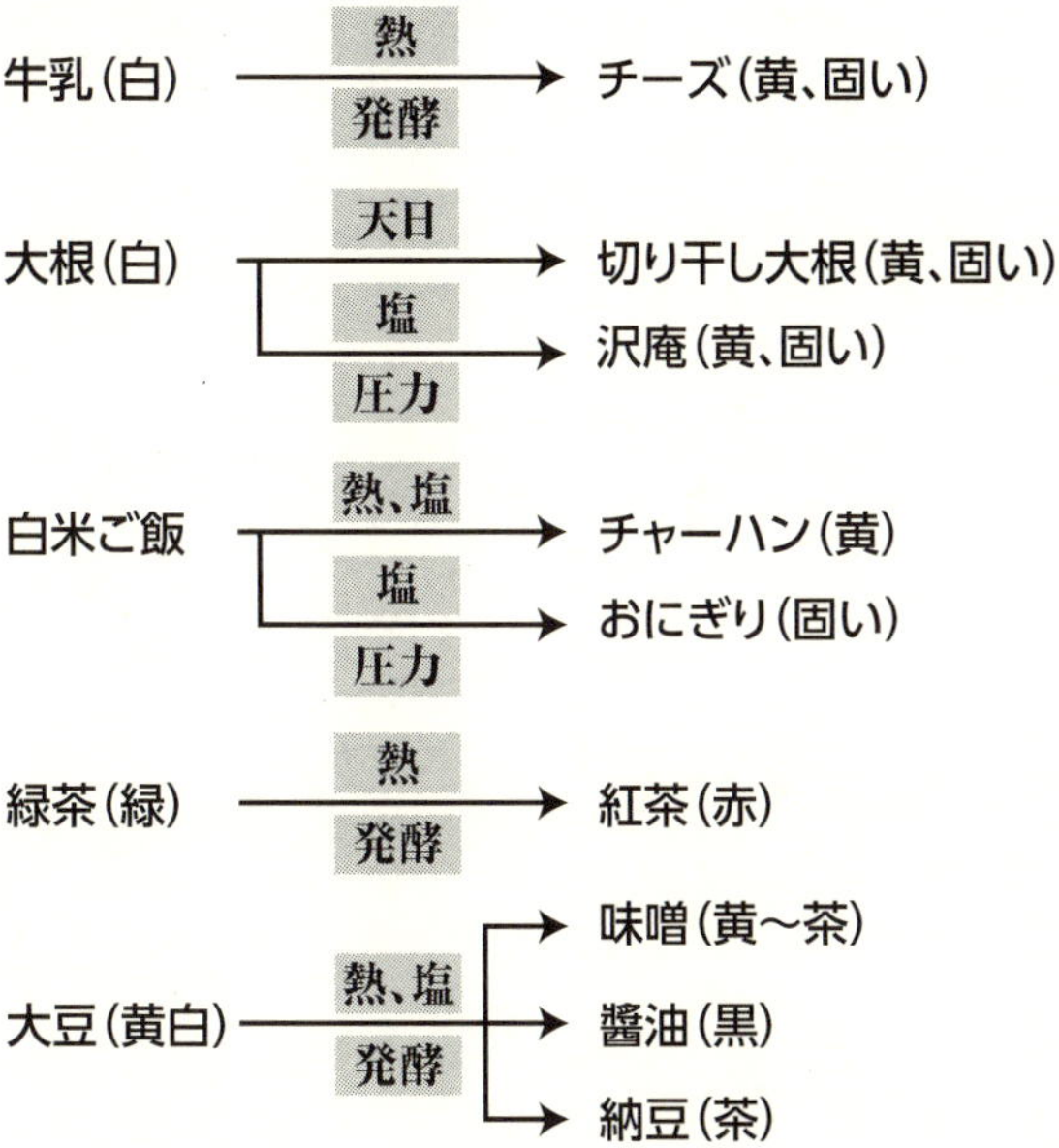

分感受性のない人」に相当し、体を温めるために、塩分の多い食物をしっかり食べる必要があるし、塩分を摂っても血圧は上昇しない。逆に、陽性体質（色黒で、暑がり……）の人は、「塩分感受性の強い人」で、塩分の過剰摂取が血圧上昇を引き起こす恐れが強い、ということになる。

　つまり西洋医学（の疫学）では、人間の体質に「陰」「陽」があるなどという考えが全くない故に、データの読み方次第で異なったり、時には正反対の見解が出てくることがあるわけだ。

(図表21)陰・陽すべての事象

	陽性	中庸	陰性
宇宙	太陽、夏、昼	春、秋	月、冬、夜
色	赤、黒、橙	黄〜うす茶	青、白、緑
形状	乾燥、収縮		湿潤、拡張
温熱	熱、暑		冷、寒
体質	・男性、特に禿頭 ・暑がり、血圧高め ・筋力あり、活発 ・便秘がち		・女性、髪多く白髪の男性 ・冷え症、低血圧 ・体力がなく、プヨプヨ体質、朝弱い ・下痢（または便秘）
かかりやすい病気	・高血圧、大動脈瘤破裂 ・多血症（脳梗塞、心筋梗塞） ・痛風 ・欧米型のガン（肺、大腸、すい臓） ・糖尿病 ・脂肪肝		・低血圧 ・胃腸病（下痢、胃炎、胃潰瘍、胃ガン、潰瘍性大腸炎） ・リウマチなどの膠原病 ・子宮ガン・うつ病 ・風邪、肺炎 ・自律神経失調症 ・貧血 ・むくみ・アレルギー ・バセドウ病・腎臓病
食物	塩、味噌、醤油、チーズ そば、納豆 根菜（ゴボウ、人参、レンコン、玉ネギ、山芋） 紅茶、ウーロン茶、番茶、ハーブティ、黒砂糖 赤ワイン、日本酒（熱燗）、焼酎のお湯割り 赤身の肉、魚(マグロ、カツオ)、塩ジャケ	玄米 黒パン 大豆 サツマ芋 ジャガ芋 北方系フルーツ（リンゴ、サクランボ、ブドウ、プルーン） ハチミツ 白ワイン 黒ビール 白身魚	酢、マヨネーズ 牛乳 うどん、白パン、白米 葉菜（サラダ） 南方系フルーツ（バナナ、パイナップル、ミカン、メロン……） 緑茶 白砂糖 ビール、ウィスキーのオンザロック 白身（脂）の肉

(図表22)陰性か陽性か自分の体質がすぐわかるチェック表

		A	B	C
1	身長	中程度〜低い	中程度	長身
2	肉づき	固太り	どちらともいえない	柔らかい
3	姿勢	背筋まっすぐ	どちらともいえない	猫背
4	顔つき	丸顔	どちらともいえない	面長
5	髪の毛	薄い (ハゲ)	年齢相応	多い(年取ると白髪)
6	首	太くて短い	どちらともいえない	細くて長い
7	目	細くて一重瞼	二重で細いか一重で大きい	大きくて二重瞼
8	肌の色	赤〜褐色	白くも黒くもない	色白〜青白い
9	声	太くて張りがある	どちらともいえない	小さい、かすれる
10	話し方	早くて攻撃的	どちらともいえない	ゆっくりとして穏やか
11	行動	速くて力強い	どちらともいえない	ゆっくりとして弱々しい
12	性格	積極的、自信満々、楽天的、明るい	どちらともいえない	消極的、暗い、悲観的
13	体温	高め	36.5 度前後	低め
14	脈拍	強い	中程度	弱い
15	血圧	高め	正常範囲内	低め
16	食欲	大いにある	ふつう	あまりない
17	大便	太くて硬い	ふつう	軟便か細くて便秘気味
18	尿	濃い	黄色	薄くて透明に近い
19	尿の回数	5〜6回/日	7回前後	8回以上か4回以下

⬆A、B、Cから自分に当てはまるものをチェックしてください。
A=+1点、B=0点、C=−1点として計算します。

[+11点以上➡強い陽性体質 +10〜+4点➡陽性体質 +3〜−3点➡間性(ちょうどよい) −4〜−10点➡陰性体質 −11点以下➡強い陰性体質]

コラム　塩とともにおすすめしたい、体温め食品＝生姜

「生姜」ブームが10年以上も続いている。その火付け役は、実は私である。

昭和57（1982）年、東京で診療所を開院したとき、一般化学薬品の処方をあまりしたくなかったので、当時、保険適用が始まった漢方薬を主に処方することにした。と言っても、医学部では、漢方薬の講義などなかったので、独学で漢方薬について勉強することになった。風邪薬の「葛根湯」、胃の薬の「安中散《あんちゅうさん》」、肝臓の薬の「小柴胡湯《しょうさいことう》」、腸の薬の「桂枝加芍薬湯《けいしかしゃくやくとう》」……等々の構成生薬の1つに「生姜」が含まれている。

「生姜」について興味がわき、種々、研究論文を渉猟《しょうりょう》するが、日本ではほとんど生姜の研究がなかった。

外国の文献を捜していると、アメリカとデンマークに、沢山の「生姜に関する研究論文」があった。

それによると、生姜の辛味の成分である「ジンゲロン」「ジンゲロール」「ショーガオール」には、以下のような作用があることが明らかにされていた。

(1)血管を拡張し、血流をよくして、体を温める。
(2)脳の血流をよくして「うつ」を予防、改善する。
(3)血液をサラサラにして、血栓(脳梗塞、心筋梗塞)を防ぐ。
(4)肺炎球菌、赤痢菌……など、あらゆる菌に対する抗菌作用を発揮する。
(5)胃腸の働きをよくして、消化を促進する。
(6)強心、利尿作用を発揮する。
(7)白血球の働きをよくして、免疫力を上げる。
(8)発熱に対しては、発汗・解熱作用を発揮する。
(9)痛みを軽減する。
(10)ガン細胞の自殺(アポトーシス)を促進する。

等々、生姜の効能は多岐にわたる。

そもそも、我々医師が使う医療用漢方薬約200種のうち、約70%の漢方薬に生姜が配剤されている。「生姜なしに、漢方は成り立たない」と言える所以《ゆえん》である。

英和辞典を引くと、「生姜」を表す「ginger」には、次のような意味が記されている。

（名詞）①生姜、②意気、③軒昂、④気骨、⑤ピリッとしたところ
（動詞）①生姜で味つけする、②元気づける、③活気づける、④鼓舞する

つまり、イギリス人も「生姜の効能」を知悉《ちしつ》していたのだ。

そこで、1996年に『〝生姜〟は万病に効く最上の「薬」だった』（文化創作出版）という拙書を上梓したが、あまり売れなかった。

しかし、その後も、年間100回以上取材にやってこられる雑誌や新聞の記者に生姜の効能を話し続けているうち、テレビ、ラジオなどのマスコミにも、大々的に取り上げられるようになったことが「今日の生姜ブーム」を招いた。

体を温める作用の強力な「生姜」ブームの背景には、「日本人の体温の低下」があったのは、間違いない。

その後、外観の色が赤～黒色をして、体を温める陽性食品の「紅茶」に、ご本人が「旨い」と感じられる量の「すりおろし生姜」と「黒糖」（これも陽性食品）を入れて作る「生姜紅茶」を1日3杯を目途《めど》に愛飲されるのをすすめているが、それを実践した人から、

(1) 体が温まり（体温が上がり）、冷え症が治り、風邪も引きにくくなった。
(2) 胃腸の調子がよくなり、便秘（または下痢）が改善した。
(3) 血圧が下がった。
(4) むくみが改善した。
(5) 血糖値が下がった。
(6) 生理不順や生理痛が改善した。
(7) 不眠症や抑うつ気分が改善した。
……等々、数多くの喜びのお便りをいただいている。

本能がすべてを知っている

これまで述べてきた「陰陽論」は各人の本能が先刻承知している。
「冷え症」の人は、肉、卵、チーズ、塩ジャケ、メンタイコ、漬物、佃煮などの塩辛いもの、日本酒の熱燗、赤ワイン、紹興酒、紅茶……等々の体を温める「陽性食」を好む。

ずんぐり、むっくり、赤ら顔の暑がりで、高血圧の人（陽性体質）は、脂身（の肉、魚）、バター、牛乳、酢の物、サラダ（生野菜）、温・熱帯産のフルーツ（ミカン、レモン、パイナップル、マンゴー……）、ビール、ウイスキーやブランデーのオンザロック……等々、体を冷やす「陰性食」が好物だ。

陰陽の体質を問わず、夏は暑い（陽性）ので、ビール、かき氷、冷やソーメン、冷や奴、生野菜、スイカ、冷たい牛乳……など、体を冷やす陰性の食物を欲しがるし、旨いと感じる。冬は寒い（陰性）ので、肉、卵、ネギ、醤油など、体を温める陽性食品に十分に熱（陽性）を加えて作る、スキ焼きや鍋焼きうどん、豚汁などを食べたいものだ。

こう見てくると、冷え症（女性のほとんど、男性でも、色白、髪の毛が多く、白髪）の人は、陽性食の代表である「塩」気を多く含む食物を欲しがるし、むしろ積極的に摂るべきだ、という結論になる。

私の長女（36歳）は、どちらかというと色黒で、幼少時より、活発で体力があり、何事にも積極的で「陽性体質」であった。病気をしたという記憶もほとんどない。

中学時代はソフトボール部に属し、四番・ショート、キャプテンとして活躍した。高校は、伊豆の田舎の県立高校に通ったが、高3になって猛勉強を始め、一浪して、東京の私立の医学部に合格した。この田舎の高校から医学部に入ったのは、この50年で1人か2人しかいない、という。

今は、私のクリニックで一緒に仕事をしているが、『蒸しショウガ健康法』『酢ショウガ』……等々の本も出版し、テレビの健康番組にもよく出演している女医の石原新菜である。「陽性体質」である故、赤ワイン（陽性食品）を飲むと、体全体が熱くほてって、眠れなくなるという。平熱も37・3℃との由。

一方、次女（32歳）は、色白水太りの3・8kgで誕生。つまり陰性体質である。赤ん坊のときより、よく嘔吐する、涙のう炎で涙が出る、鼻水、くしゃみを伴う風邪をよく引く、下痢する、耳だれがある……という如く、体内の過剰な水分を排泄する病気（陰性病）で、よく小児科通いしたものだった。それが、離乳期を過ぎ、自分で食物を食べるようになると、チリメンジャコ、塩ジャケ、メンタイコ、塩辛い味噌汁、ポテトチップス、エビセンなどを好んで食べ、何と、ご飯にも必ず醤油をかけて食べる……等々、ハタから見ると、変な女の子であった。

その頃より、先に述べた嘔吐、下痢、風邪……などの症状が全くなくなり、その後は元気に育ってくれた。

つまり、「陰性病」を「塩」（辛い食物）が治してくれたわけだ。

あるとき、お孫さん（中学生）の付き添いで小生のクリニックに来られたお爺さん（90歳）が、「私は、食の偏食があり、今の医学で言われているような減塩食が苦手で、塩辛、メンタイコ、チリメンジャコ、塩ジャケが大好物です。果物や生野菜も嫌いで困っています……」というようなことをおっしゃった。背筋がピンと伸び、ツヤのあるフサフサとした白髪を七三に分けられた、色白で穏やかな紳士である。昔は銀行員をされていた由。

つまり、陰性体質である。だからこそ、生野菜や果物などの陰性食物を嫌い、塩辛い陽性食物を好んで食べてこられたわけだ。「偏食とおっしゃっても、90歳までこんなに元気に生きてこられたのですから、ご本人の本能のまま食べられてきた食事が正しかったと思いますよ。自信を持ってください……」と申し上げると、我が意を得たり、とニッコリされたのが印象に残っている。

内村航平選手、イチロー選手の「偏食」の合理性

ロンドン、リオでのオリンピックで「2大会連続金メダル」を獲得し、世界選手権も6

連覇中の内村航平選手の「偏食」は有名である。

２００８年の北京オリンピックで銀メダルを取ったときも、内村選手は「好きな食べ物はチョコレート」「野菜は見るのも嫌だし、緑の色そのものが嫌い」と言っていた。ロンドン・オリンピック（２０１２年）のときも、同選手は大好物のブラックサンダー（チョコレート）を3箱（計60個）持参し、選手村の食事にはほとんど手をつけず、「北京に続き、マクドナルドのお世話になった」とのこと。

日本での日常の食生活は、朝と昼はジャンクフードやカップラーメン、お菓子中心（結婚されて奥様が料理を作られるようになった今は、少々変化したかもしれないが）というのだから、一般の健康常識からは、かけ離れた食生活習慣である。

10年連続２００本安打以上という大リーグ史上初の快挙を成し遂げ、２０１６年も大リーグ史上30人目の３０００本安打、日米通算４２５７安打を放ち、ピート・ローズの記録を破って、世界新記録を打ち立てたイチロー選手も「野菜嫌い」で有名だ。

両選手が、なぜ「野菜嫌い」で偏食なのか？

その食生活で、なぜこれまで誰も成し遂げられなかった数々の世界記録を樹立できたか、についての西洋医学、栄養学の見解は、これまで寡聞にして耳にしたことがない。

しかし、漢方医学の陰陽論で考えれば十分に納得のいく結論が得られる。

内村・イチロー両選手は、色白である。イチロー選手は、猛烈な筋肉トレーニングを長年積んできているのに、細身である。年齢の割に白髪も目立つ。つまり、両選手とも元来の体質は冷え症の陰性体質なのである。よって、体を冷やす生野菜は嫌い。本能的に、緑の色（陰性）も嫌いなわけだ。

その代わり、内村選手は塩分を多く含むジャンクフードやカップラーメン、濃色（陽性食）をしているチョコレートが好物なのである。

イチロー選手が、やはり陽性食のチーズでできているピザを好むのも、当然ということになる。

世界の長寿者たちも「偏食」だった

現在、一般に認められている世界一の長寿者は、北イタリアのマギオレ湖岸の小さな町、ベルバニアに住むエマ・モラノさんだ。1899年11月29日生まれの117歳。

モラノさんは、幼少時より生卵を毎日2～3個食べ続けてきた、という。

モラノさんより4カ月年上で、惜しくも2016年5月12日に116歳で亡くなった、米国人のスザンナ・マシャット・ジョーンズさんは毎日、スクランブルエッグを食べていたそうである。

卵は、肉、牛乳、バター、マヨネーズなどと同様の高脂肪の欧米食の代表で、動脈硬化や、肺、大腸、乳、卵巣、子宮体、すい臓、食道……などの欧米型のガンの元凶の1つのように見られているが、現在世界一の長寿者の好物なのだから「栄養学的に言って……」などと言う説明は通用しない。

これも、陰陽論で考えれば、モラノさんの長寿の謎が解ける。モラノさんは、きっと強い「陰性体質」である故、陽性食品の卵を必要としているのだろう。

これまで西洋医学が認めている史上最も長生きした人は、フランスのジャンヌ・カルマンさん（1875年～1997年）という女性で、享年122歳。ゴッホが愛してやまなかったフランスのアルル地方で生涯を終えたが、ゴッホとも面識があったという。

85歳からフェンシングを始めたり、100歳までサイクリングを楽しんでいた、という超元気ぶりでも注目されていた。

食の嗜好を尋ねられると「自分の好きな物しか食べない」「野菜が嫌い。チョコレートと赤ワインが大好物で、1週間で約1kgのチョコレートを食べていた」「タバコも吸っていた」というから恐れ入る。

この食生活も、ジャンヌさんの本能のなせる業《わざ》で、ジャンヌさんは、冷え症の「陰性体質」だったからこそ、陽性食品のチョコレートや赤ワインを好み、陰性食品の野菜を嫌い、フェンシングやサイクリングなどの運動で体を温めて、健康・長寿を保つことができたのだろう。

4章

〈実践〉体を温め、代謝を上げる塩の摂り方

西洋で古代から行われていた塩療法

ギリシャでは、紀元前1世紀頃より「傷口に塩をこすりつけて治していた」し、「塩をオリーブ油やハチミツまたは酢などと混ぜて作った液を、皮膚病や、ヘビやサソリに噛まれたときの毒消しとして、用いていた」という。

日本でも、風邪の予防や喉の痛みに「塩水でうがいする」療法は、日常的に行われてきたし、腹痛のときに「塩をフライパンで煎って布袋に入れ、腹に当てる」療法も行われてきた。

こうした「民間療法」を西洋医学の「医療」のレベルまで引き上げてくれたのが、「タラソ・セラピー」である。日本でも「タラソ・セラピー」を行っている施設がいくつかある。

タラソ・セラピー（Thalasso-therapy）とはギリシャ語の「海」を表す「Thalasso」と「治療」の意の英語「therapy」が合わさった言葉で、1867年、フランスの医師ラ・ボナディール博士により作られた用語だ。

日本語では「海洋療法」や「海浜療法」と訳され「海水や海藻、海泥《かいでい》、それにオゾンを存分に含んだ空気＝海の気候を利用した自然療法」ということになる。

現代医学における「タラソ・セラピー」の発祥の地はフランスで、ブルターニュ地方を中心に、30以上の「タラソ・セラピー」の施設があり、諸外国を含めると、100近くの施設が存在する。

フランスでは、れっきとした医療の一部として認められており、1961年以降、一部、健康保険の対象になっている。

しかし、タラソ・セラピーの歴史は実際にはかなり古く、3500年前の古代バビロニア王国にその端を発しており、その後、古代エジプト時代には火傷や婦人病の病気治療に用いられた、という記録もある。

古代ギリシャ時代の紀元前480年に、詩人エウリピデスは、「海は人間の病気を治す」と書き記している。西洋医学の祖として有名なヒポクラテスは、紀元前420年頃、「海水による温浴法」を種々の病気の治療の一助とすることを提唱している。しかし、「タラソ・セラピー」はローマ帝国の滅亡とともに衰えていった。

1578年、フランスの国王アンリ三世が、「海水浴で皮膚病を治した」ことから、再び脚光を浴びるようになり、フランス人の医師アンブロワーズ・パレは「海水の持つ温熱、収斂、化膿止め」効果について発表している。

1750年に、イギリスの医師リチャード・ラッセルが「胃腸病、リウマチなどの関節の病気に対して、海水の飲用、海水浴、海産物を食べることが効果的である」ことを論文にして発表し、一般の人々の「タラソ・セラピー」への関心も高まった（※著者注：胃腸病やリウマチは陰性病なので体を温める「塩」が効く）。

1778年には、ノルマンディーのディエップに、タラソ・セラピーのセンターが設置されるに至った。

1894年には、フランスの国立科学アカデミーから、タラソ・セラピーは「医学的に効果がある」というお墨つきが発表された。

「タラソ・セラピー」の効能の根拠について、フランスの生物学者ルネ・カントンはその論文の中で、

（1）生命・生物の起源が海にあること。
（2）あらゆる動物の細胞の中には、海水成分が閉じこめられており、また、そうした細胞は、「血液という海水の中に」浮遊して生きていること。

を挙げている。

フランスやロシアの黒海沿岸をはじめいくつかの国に存在する「タラソ・セラピー」の施設では、外傷のリハビリ、皮膚病や胃腸の病気、喘息など呼吸器病などを対象にして、治療が行われている。

海水浴や海泥を全身の皮膚に塗る治療の他にも、「海水を飲む」治療法も存在するのだから、日本で喧伝されているような「塩が健康に悪い」という説、考えは少しピント外れだと思われる。

私は、30代から40代にかけて、冬は娘たちを連れて、サイパンやグアムで1週間から10日間過ごすのを習慣にしていた。日本を発つとき風邪を引いていたり、頭痛があったりしても、サイパンやグアムの海の中につかり、海水を飲み込みながら泳ぐと、30分もすると、こうした症状が雲散霧消することを何度も経験した。だから、「海水の治癒力」については、存分に実感している。

私が、32年前から伊豆高原で運営している「人参・リンゴジュースによる断食で健康を増進する施設」では、開業当初、どういうわけか、アトピー性皮膚炎を患っている方々がよくやってこられた。中にはかなり重度の人もいて「会社や学校を辞めてきたので、このままこの施設に留まり、働きながら保養したい……」という人も少なからずいた。

当時、年1回は、スタッフを連れて3泊4日でグアムやサイパンに職員旅行を実施していた。アトピーを患っている人が、グアムやサイパンの海に入ると、1日目は海水と太陽で皮膚がただれ「ヒリヒリ痛む、かゆい」と大騒ぎをするが、2日目、3日目にはだいぶ改善し、帰る頃には「ツルツルの皮膚になる」ということが多かった。

昔、世田谷の国立小児病院で、アトピーの患者を夏には海水浴に連れて行き、治療の一助にしていた。その理由は「海水には皮膚の免疫力を強化する作用がある」からとのことだった。漢方医学的には、アトピー（湿疹＝体内の余分な水分を体外へ排泄させている）は陰性病であるので、「陽性」の「塩」と「太陽」が奏功すると言えるわけだ。

このように、海水には病気や不調を癒やす力があるのに、「塩が健康によくない」という、この60年間、日本人の脳の中に叩き込まれた説に対して違和感を覚えるのは、私だけではなかろう。

家庭でできる「塩」療法

日本でも江戸時代以前より、塩の「治療効果」は知られており、種々の病気の予防や治療法として「塩」は利用されてきた。
「海水浴」は明治時代に始まったが、当時は「塩湯治」と言われたくらいなので、「湯治」に負けず劣らずの効能があったのだろう。

〈内用〉

1. 風邪

(1) 湯のみ1杯の番茶に小さじ1杯の自然塩を入れて、飲む。鼻づまりや鼻汁がひどいときは、鼻の穴の中に吸いあげる。
(2) 風邪の予防には日頃(1)の塩入り番茶でうがいを励行する。
(3) あまり熱くない40度前後のお湯をはった湯船に、自然塩300gくらいを入れて、入浴してじっくり温まる。湯船から出たら、ぬるま湯で洗い流して、すぐ就寝する。

2. 腹痛、下痢

(1) 熱い紅茶に自然塩を1~2つまみ入れてゆっくり飲む。
(2) フライパンで炒めた自然塩を、布袋に入れて、臍《へそ》~下腹部のところに当てる。冷たくなったら、また炒め直して同様にする。

3．二日酔い

熱い緑茶に、自然塩を少々入れて飲む。

4．生理痛、生理不順、婦人病

小さじ1杯程度の黒ゴマ塩（黒ゴマ8：自然塩2をフライパンで炒めた後、すりつぶす）を湯のみ1杯の熱い紅茶に入れて、毎日3～4杯飲む。生理痛に対しては、生理2～3日前から飲むとよい（※黒ゴマは瘀血《おけつ》＝血行不順に効く）。

5．便秘

湯のみ1杯の水、またはぬるま湯に、自然塩1～2つまみを入れて、起床時に毎日飲む。

〈外用〉

1．歯肉炎、歯そう膿漏

(1) 人差し指に自然塩をつけて、歯茎を入念にマッサージする。
(2) 歯ブラシを水でぬらして自然塩をつけ、じっくり磨く(特に歯茎のほうをしっかりと磨く)。
(3) 歯ブラシにねり歯磨きをつけ、その上(または横)に自然塩を加えて、3分以上磨く。
(4) 自然塩1~2つまみを入れたコップの水を口に含み、ぶくぶくと何回もうがいする。

2. 肩こり

湯船に入ってゆっくり温まった後に、首、肩、腕にかけて自然塩をぬり、首→肩→腕の順にマッサージを入念に行う。特に、痛みのある部分はしっかりとマッサージをする。

それが済んだら、手のひらと5本の指それぞれに自然塩をつけてマッサージをするとさらに効果的。

その後は、ぬるま湯で洗って塩を落としてから、あがる。これを続けると身がひきしまるので、なおよい。

3．筋肉痛、神経痛、腰痛

（1）湯船に100〜300gくらいの自然塩を溶かした塩風呂に入って、十分に体を温めた後、湯船の外で、手のひらに自然塩をつけて、痛みの部分を中心にマッサージをする。特に、腰痛の場合、足の指や下肢のつけ根のところをマッサージするとさらに効果的。その後、お湯で塩を洗い流して、あがる。

（2）自然塩をフライパンで煎って布につつみ、それを痛みのある部分に当てる。

4．足（下肢）のむくみ

入浴して体を十分に温めた後、湯船の外で、下肢に自然塩をつけて入念にマッサージする。2〜3分放置後、お湯で塩を洗って、あがる。

5．吹き出物、ニキビ、アトピー

イスラエルの「死海の塩」をアトピー治療に使っている「アトピー治療法」というのがあるそうで、入浴の後は、肌がひきしまり、ツヤツヤ、ツルツルした肌になるという。皮膚に対する「塩」の効能は甚大なるものがあるのだ。

（1）自然塩を患部にかけ、水をつけた手のひらで、軽く流して洗う。しばらくしたら、お湯で塩を洗い流す。
（2）手のひらに水をつけて、そこに少量の塩をまぶし、患部を軽く叩くようにして、30秒くらい放置する。その後、湯で洗い流して、さらに冷水で洗う。
（3）自然塩をフライパンで煎って布袋に入れ、肌に気持ちよい温度になったときに、患部に当てる。
（4）特にアトピーの場合、自然塩100～300g（刺激の度合いにより調整すること）を入れた塩風呂に入ってから、（3）を行うと効果的である。しばらくたってから、お湯で体についた塩を洗い流す。

6．水虫

患部に自然塩をすりこむ。

7．頭痛、抜け毛、フケ

入浴時のシャンプーの後に、自然塩を頭皮にぬり込み、両手の指（10本）を軽く立ててマッサージをする。特に、頭痛のある部分は、念入りにマッサージを行う。その後2~3分放置し、その後に、お湯で塩を洗い流す。

8．ダイエット

自然塩を100~300g入れた塩風呂にゆっくりつかって体を温めたあとに、塩をまぶした手のひらで、上半身から下半身に向かって念入りにマッサージをする。

特に、下腹部は時計回りに20回、逆回りに20回、入念にマッサージをするとよい。

その後2~3分放置したあと、温かいお湯で塩を洗い流し、その後冷水をかけると、身がひきしまるので、さらによい。

9．冷え症、美肌づくりに

（1）湯船に100~300gの自然塩を入れて入浴する。半身浴ならさらによく温まる。入浴後は、お湯で塩を洗い流す。クレオパトラや楊貴妃も、美容健康のために、塩湯に入っていた、という伝説がある。

（2）洗面器に大さじ1杯の塩を溶かして、その塩で毎日洗顔すると、美肌づくりに効果的。

しばらくして、水またはお湯で塩を洗い流す。

10. 発熱

枕になるくらいの大きさの布袋に、自然塩を詰め込み、枕として使う。

11. 疲れ目

ふつうサイズの洗面器にぬるま湯を入れ、その中に大さじ1杯程度の自然塩を加える。その洗面器に顔をつけて、湯の中で5〜15回くらいまばたきをする。その後、真水で目を洗う。

こうした塩の内用、外用の日本式タラソ・セラピーは、塩の温め効果による血流促進や、塩が皮下に沈着している水分、老廃物、脂肪などを吸い出して排泄する作用の効果によってもたらされる、と考えてよいだろう。

ゲルソン療法VSマクロビオティック

ゲルソン療法とは？

日本ではさほど有名ではないが、欧米では「ガンを治す代替療法」として超有名なのが、ゲルソン療法である。

ドイツ出身のマックス・ゲルソン博士（1881年10月18日～1959年3月8日）はペニシリンなどの抗生物質が発見される前のアメリカで、当時大流行していた結核患者にゲルソン療法を施し、多大な功績を上げていた。しかし、それをよしとしない正統医学の学者、医師会、政府当局の反発を喰らったため、アメリカを去り、メキシコとの国境を渡るとすぐにあるティファナで病院を設立。その後は、「結核患者が減少し、ガン患者が激増してきた背景もあり、ガン患者の治療が主流」になっていった。

「ゲルソン療法でガンが治った」とする患者は欧米で何万人もいる、とされている。

日本でも精神科医の星野仁彦《よしひこ》博士が、「自らの大腸ガンをゲルソン療法で治した」としてゲルソン療法の普及に当たられている。

ゲルソン療法は、一言で言うと「人間の持つ自然治癒力」を高めることにある。
ゲルソン療法の食事の基本は、

(1)塩、醤油、味噌、ソースなど食塩(NaCl)、油を含む食物は摂らない。
(2)レモン、酢、ニンニク、ハーブ、ハチミツ、果糖を調味料とする。
(3)玄米、未精製の麦(オートミール)、全粒粉《ぜんりゅうふん》、芋類、豆類、野菜、果物を中心に食べる。野菜の1日の目安は4～6kg。
(4)人参、リンゴ、レモン、葉菜などのジュース(1杯約200g)を1日4～13回飲む。
(5)ジャガ芋と野菜を水なしで加熱して作る「ヒポクラテススープ」を1日2杯飲む。
(6)肉類、魚介類、乳製品、卵などの動物性タンパク質は摂らない。
(7)アルコール、カフェイン(茶、コーヒー)、白砂糖、食品添加物入りの食品は摂らない、タバコもダメ。

……というものである。
何といっても「塩」がダメ！　というのが、気にかかる。

私は、平成9（1997）年の3月、メキシコ・ティフアナにある「ゲルソン病院」の見学・研修に出向いた。

当時の院長シャルロッテ・ゲルソン女史は、創設者ゲルソン博士のお嬢さんで75歳。

この病院では、確かに塩と油を一切使わない〝薬膳料理〟が患者に提供され、朝8時から夜8時までの12時間に、1時間ずつ計13杯の人参、リンゴ、野菜のジュースをすべての患者が飲んでいた。

病院内の施設を見学し、検査法、治療法、健康法などについて担当の医師から説明を聞いたあと、ゲルソン女史の講演を拝聴した。

要旨は以下のようなものだった。

〜ゲルソン女史の講演趣旨〜

今、文明国の間では、ガンが蔓延している。

ガンに対する科学的治療（手術、放射線、抗ガン剤）は「毒」であり、何の根本療法でもない。

「ガンの原因」は要約すれば微量栄養素（ビタミンやミネラル）の欠如と、血液中の「毒」

の2つ。血液中の「毒」を作る要因は、精白食、肉食、塩（NaCl＝塩化ナトリウム）である。

本来、人間は肉食をする動物ではない。

スパゲティ、白パン、白砂糖……などの精白した食品は、体内の微量栄養素を奪って、その欠乏をきたし、代謝も悪くして、老廃物を増やし、血液中に「毒」を作る。

塩分を全く摂取しないナバホ・インディアンには全くガンがない。

野菜、果物、人参ジュースはビタミン、ミネラル、酵素などの微量栄養素を体に供給し、老廃物（毒）を解毒し、血液を浄化する最良の「薬」である。

私はもうすぐ75歳になる。1週間に7日間働き、猛烈に忙しいが、今述べた食生活で、極めて健康、全く何の持病もない……。

マクロビオティックとは？

〝Macroviotic〟は「macro＝大きな」「vio＝生命」という意味で、「大きな視点から生命現象を見る」という意味である。

〝マクロビオティック〟食事療法の創始者・桜沢如一氏（1893年10月18日～1966年4月24日）は、日本ではさほど知られていないが、欧米では、ジョージ・オーサワ（George

Osawa）の名でかなり有名である。

20歳の頃、長年苦しめられていた持病を石塚左玄の食養生（食事療法）により克服したことがきっかけで、食養の勉強に没頭し、中国の「易」の陰陽論を加えた独自の食事療法を確立するに至った。それが「マクロビオティック」療法である。それについては後述するが、桜沢如一氏は1929年、シベリア鉄道経由でパリに渡り、ソルボンヌ大学に留学、フランス語で〝Le Principe Unique de la Philosophie et de la Science d'Extreme-Orient〟（東洋哲学及び科学の根本無双原理）を出版したほどの天才である。本書は多くのヨーロッパ人に読まれ、ヨーロッパでは、桜沢氏はかなり有名になった。かのアンドレ・マルローとも親交があった由。

1937年に帰国して上梓した『食物だけで病気が癒る新食養療法』（実業之日本社）は何と300版を重ねるベストセラーになった。

氏はこの「マクロビオティック食事療法」で、日本はおろか、ヨーロッパ、アメリカで、ガンをはじめ、数多くの難病の人々を救った。

弟子の育成にも熱心で、久司道夫氏、大森英桜氏、岡田周三氏などの食養家を育てて、世に出した。

中でも久司道夫氏（1926年5月17日〜2014年12月28日）は、世界的に有名だ。氏は東大法学部を卒業後、アメリカのコロンビア大学に入学、この頃より桜沢式のマクロビオティック食を実践。

1966年、ボストンで自然食品店「Natural food Erewhon」を開店し、有機農業で育てた野菜、果物、豆腐や味噌を販売した。〝natural food〟（自然食品）という言葉が世界に広がったのは、これがきっかけである。

久司氏の活躍は、以下によっても、十二分に推察されうる。

1988年：WHO（世界保健機関）の大会で「マクロビオティックによるエイズ治療」という講演を行う。
1994年：「世界の平和と人類の健康に貢献した」ことで、国連著作家協会優秀賞を受賞。
1999年：アメリカ国立歴史博物館〝スミソニアン〟に久司氏のマクロビオティックの資料や出版物が展示、永久保存される。
1999年：アメリカ議会（下院）で久司氏の業績を公認する決議が行われる。
2007年：同下院にて、生誕80周年を記念して業績の顕彰決議が行われる。

この間に、〝マクロビオティック〟食養生で有名無名を問わず多くの人々のガンをはじめ、難病を治癒せしめた。

アメリカの医師アンソニー・J・サティラロ氏が「前立腺ガンからの全身の骨転移」を、玄米食、ひじきの炒め物、梅干、鉄火味噌などの〝マクロビオティック〟食事療法で治癒せしめたという手記は、『ガン——ある「完全治癒」の記録』という邦題で、日本教文社から出版された。

ジョン・レノン、オノ・ヨーコ夫妻などの超有名人で、日常〝マクロビオティック〟による食事をしていた人もたくさんいる。

マクロビオティックの食養生の基本

二大原則は、「身土不二」「一物全体食」である。

「身土不二」とは「体と土地は一体」という意味で、自分が住んでいる土地で採れる旬の食物を摂ることが、体の生理に合って、健康になる、という考えだ。

「一物全体食」というのは、「野菜は葉っぱから根まで、魚も、皮も身も骨も、全体を食

（図表23）陰性食と陽性食

陰性食	陽性食
加熱を少なくする	加熱を十分にする
圧力をかけない	圧力をかける
水・油を多く使う	水・油は極力控える
酢・砂糖を多くする	塩・味噌・醤油を多くする

べることで、食べるものの生命をいただけるので、自分の生命の灯を生き生きと燃やし続けられる（健康になる）」というものである。

よって、肉や魚肉（動物の一部）、葉菜や根菜のみを食べる食べ方（部分食）、つまり「非生命食」は「生命の糧にならず」ということである。

陰陽論については、本書のP94～97に記した内容とほぼ同じで、陽性病には陰性食を、陰性病には陽性食を存分に摂らせると、体質が中庸、つまり「健康」になり、病気は治癒が促進される、というものだ。

たとえ陽性体質の人でもガン患者は陰性体質に傾いているので、自然塩をはじめ、陽性食をしっかり食べる必要があると、この陰陽論では結論づけている。

「ゲルソン療法」「マクロビオティック療法」の両者の専門家は「ガンをはじめ、数々の難病を治してきた」と主張するが、ゲルソン療法は「塩を摂るな」、マクロビオティック療法は「塩をしっかり摂れ」としていた（近年は許容量の範囲内を推奨）。

前者は、火を使わない raw food（生の食物）の重要性を強調し、後者は「ガン、リウマチ、肺炎、結核、うつ、潰瘍性大腸炎……など、現代文明人が悩んでいる病気は〝陰性病〟である故、加熱した食物と塩を摂る必要がある」とする。

まるで反対、対極の思想、論理である。

どう考えればよいか。

欧米人は、肉食が多い。肉そのものに、大量の塩分（NaCl）が含まれている。よって肉の食べ過ぎで起こる、肺、食道、大腸、すい臓、胆のう、前立腺、卵巣、子宮体……などの陽性のガン患者に低～無塩食のゲルソン療法は、甚大な効果を発揮することが往々にしてあるのである。

結論を言うと、陽性体質の人で、肉食過剰で起きたガンは、ガンの初期から中期までは、ゲルソン療法が奏功すると考えられる。

反対に、陰性体質の人のガン（胃ガン、白血病、子宮頸ガン……）や陰性病（潰瘍、リウマチ、うつ……）には「マクロビオティック療法」が効果を発揮する。

たとえ陽性体質の人の肉食過剰で惹起されるガン（肺、食道、すい臓……のガン）でも、中期から末期になると、体が冷えてきて、体質が陰性に傾いてくるので、〝マクロビオティック療法〟が適している、と言えよう。

正反対の療法のどちらを選択するかは、すべて本能の判断に任せるとよい。ゲルソン療法の食事と、マクロビオティックの食事を食べ比べた場合、どちらが美味と感じるか、体調がよいかが、判断の基準となる。

ゲルソン療法を続けている人の中には「体が冷える」と訴える人がよくいらっしゃる。それは塩分不足と大いに関係しているだろう。

塩の重要性を説いた桜沢如一氏のような天才も、72歳で心筋梗塞で亡くなったという。よって、何事も、説にこだわることなく、「本能」（好き嫌い）に従うことが肝要である。

結局、塩分はどう摂ったらよいのか

西洋医学は「入れる」方で、種々、規則を作りたがる。「高血圧予防のために、塩分摂取を10g未満に抑えるように」「血液をサラサラにして血栓（脳梗塞、心筋梗塞……）を防ぐために、水をこまめに、1日2リットル摂るように……」「糖尿病の予防や治療のために、1日の摂取カロリーを1500kcal未満にするように……」等々である。

しかし、宇宙、小宇宙ともいわれる人体、はたまた社会や経済の原則までもが「出す方が先」によって、健常性が保たれている。

3分間止められただけで落命する危険のある空気（酸素）も、吸い込みすぎると「過呼吸症候群」に陥り、痙攣や失神を起こすことがある。よって、「息は吐いてから吸うように」ということで「呼吸」というのである。

ヨガやアーユルベーダのような2000年以上も続く伝承医学でも、「約7秒で吐いて約3秒で吸う」ことを健康呼吸法としている。

水分も、摂り過ぎると危険だ。

「植木に水をかけ過ぎると根腐れする」「体の外（大気中）に水分（湿気）が多いと不快指数が上がる」のであるから、飲みたくもない水分を無理に摂ると、種々の不快症状が発現する。これを、漢方医学では「水毒」といい、2000年も前から、水分の摂り過ぎへの警鐘を鳴らしてきた。

「寝冷え」すると「下痢（水様便）」（冷→水）することがあるし、「雨が降る日は頭痛や関節痛がひどくなる人がいる」（水→痛み）。「冷房の利いた部屋に長くいると、腰痛や神経痛が悪化することがある」（冷→痛み）し、「雨に濡れると体が冷える」（水→冷え）は誰しもご経験済みだろう。
　このように「冷」と「水」「痛み」はお互いに関連している。

（図表24）石原式「冷」「水」「痛」の三角関係

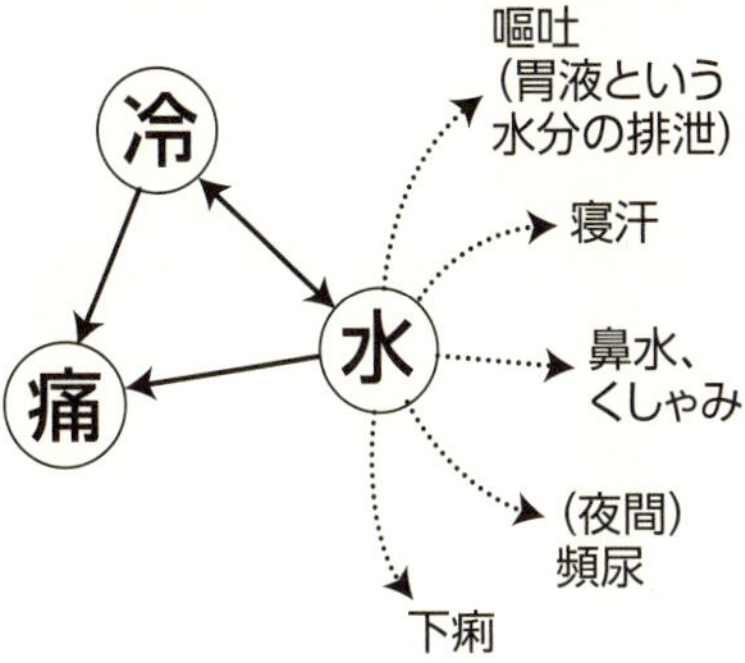

　人体内で行われている種々の反応、生命現象は、36・5℃以上の体温でスムーズに行われている。
よって、体が冷えたり、体内に水分が多くなる（水毒に陥る）と、体を冷やす作用のある水分を体外に捨てて、体を温め、健康を保とうとする。
　それが、「寝冷えしたときの下痢」「風邪（英語でcold＝冷え）を引いたときの鼻水、くしゃみ」「冷え症の、偏頭痛持ちの人にしばしば見られる嘔吐（胃液という水分の排泄）」「低体温傾向にある老人（若者より約1℃体温が低い）の（夜間）頻尿」……等々である。
　平衡感覚を調整している内耳のリンパ液（という水分）が多くなると、平衡をうまく調整できず、めまい、フワーッとした感じ、耳鳴り、吐き気……が生じてくる「メニエル症候群」も水毒症の一つだ。

血液中に水分が多くなりすぎると、血液の全体量が増える。多くなった水分を押し出すために心臓は力を入れる。それが高血圧だ。

水毒の最終、終末症状が、「うっ血性心不全」である。体内の余分な水分を排泄できず、下肢（むくみ）、肝臓（うっ血肝）、肺（肺水腫）に水がたまってくる。

私が平成7（1995）年から同20（2008）年まで、月1回程度出演していた、お昼の人気番組の「おもいッきりテレビ」（日本テレビ系）には、毎日、日替わりでたくさんの医師が「毎日2リットルの水をこまめに摂るように……」などとおっしゃっていた。私は1回も言わなかった。「水毒」の恐さを知っていたからだ。番組が終わるとき、司会のみのもんたさんが、「みなさんこまめに毎日水を2リットル飲みましょう」とその日の総括をされていたものだ。

その「水飲み」を忠実に5年間実行した婦人が、「うっ血性心不全」を発症したとして、みの氏と日本テレビを相手どり、「6700万円」の賠償金を支払うようにとの裁判が続いている。

このように、水分も、摂り過ぎると危険なのである。よって、ウォーキングはじめ種々の運動、入浴、サウナ、岩盤浴……等々で汗を出したり、人参・リンゴジュースや生姜紅茶など、利尿作用の強力な健康飲料で尿を存分に出してから、「おいしい！」と思って飲む水分こそが、健康によいのである。

塩も同様なのである。人体の生理の原則として、汗や尿で存分に塩分を捨ててから摂取するなら、本人が本能で摂りたい量の塩分を摂ってよい。

塩分と水分は、体内では一緒に動く。

よって、運動、入浴で発汗、利尿を促し、また、人参・リンゴジュースや生姜紅茶で排尿を多くして摂る「塩分」は、本能が欲求する量を摂ってよいのである。

２００４年のアテネ五輪のアーチェリーで銀メダルに輝いた山本博先生（現・日本体育大学教授）は、試合前には大量の塩分を摂られることで有名だ。「そうしないと、力が出ない」と何かのインタビュー記事でおっしゃっていた。

試合中は、発汗で大量の塩分が失われるだろうし、筋肉や神経が働くときに、大量の塩分が消費されるのだから、当然と言えば当然である。

サッカーやラグビーなどのスポーツ選手が、概して大量の塩分を摂りたがるのも同様の理由からだ。

1984（昭和59）年、高血圧研究の権威、元名古屋市立大学の青木久三教授は、種々の実験の結果、「食塩摂取量は血圧に関係ない。高塩分でも、体外に排出できれば、血圧は上昇しない」と結論づけられている。つまり、塩分摂取の問題は、排泄が十分にできていれば問題ないということを、証明してくださったわけである。

前にも述べた「週刊ポスト」2016年11月26日号で〝「塩分を減らせば血圧は下がる」は間違いだった〟のタイトルの記事は、全国的に大反響を呼び、翌週、翌々週にも、同様の記事が掲載された。

その中には、私のコメントもたくさん取り上げられているが、前述したように、「週刊ポスト」の記事に対する反論の記事が2週間後「週刊文春」2016年12月8日号に掲載された。

「ある医師」と小生の実名は伏せられていたが、次の小生のコメント、

《体内の塩分量が一定になるように、摂取した塩分はほぼ同量が尿や汗となって排出されるので、健康な人が塩分を過剰に摂取しても一時的に血圧が上がるだけ》

に対する、某大学医学部教授のコメントが以下のものだ。

これには前出の教授が頭を抱える、として、

「医学部生でもこんな解答を書いたら、生理学で落第してしまいます。こうした事実はなく、記事はあまりに無責任に過ぎます」

というもの。

どちらが正しいのか、間違っているのか。これまでの本書の内容や、ご自身の体験などを通して考えていただき、最終結論については、読者諸賢のご判断にお任せする。

コラム　水中毒

「水毒」というのは、漢方医学独特の用語かと思っていたら、西洋医学にも「水中毒（water intoxication）」という用語・病態が存在する。

南山堂の「医学大辞典」によると、

・水中毒

「体内の水が、他の溶質、とりわけ「ナトリウム」（著者注：Na〈塩〉）に比して、著しく増加した病態である……強度の低ナトリウム（著者注：低塩）血症を認め、皮膚は湿潤、血圧は上昇……神経、筋の異常を認め、筋の痙縮（著者注：痙攣）、傾眠または昏睡、全身痙攣などの症状が出現する。治療としては、水分投与の制限、高張食塩水投与、フロセミド（著者注：利尿剤）との併用などが行われる……」

とある。この「水中毒」は、水分（水、お茶など塩分を含まない水分）の摂取過剰の他にも、塩分の摂取不足で起こることがわかる。

つまり、「減塩が病気をつくる」一番わかりやすい病態である。

1日に摂るべき塩分量の目安は？

では、実際には「1日何g程度の塩分を摂るべきか」という点については、運動量や発汗、排尿の量（塩分の排泄の量）により、摂取量は自ずと異なってくる。

よって、次のように考えられるとよい。

（1）運動、入浴、サウナ、岩盤浴……などで発汗を促し、生姜紅茶や人参・リンゴジュースで十分な排尿を心がける（食塩と水は一緒に行動するので）。これを前提にすれば、塩分は、本能の欲する量を摂取してよい。

ただし、毎日、決まった時間に血圧を計る習慣を身につけること。

特に、「塩分感受性が高い」と思われる「陽性体質」の人（P99の図表22で判断）は、毎日の血圧測定を義務づける必要がある。

（2）塩辛い食物を多く摂った翌日に、瞼《まぶた》、手足のむくむ人は、むくまない程度に塩分摂取を控える必要がある。

（3）腎臓病や心臓病の持病のある人は、塩分排泄能力が落ちているのだから、主治医から指示された塩分摂取量を守る必要がある。

（4）冷え症、低血圧傾向の陰性体質（P99でチェック）の人が塩を欲するなら、しっかり摂ってよい。ただし、1日1回の血圧測定を義務づけること。

（5）高血圧で陰性体質（P99でチェック）の人は塩を摂りたいなら摂ってよい。しかし、血圧が上昇するなら控えめにする。血圧が上昇しない、または下がるならしっかり摂ってよい。

5章

〈症状・病気別〉塩を活用した効果的な予防&改善法

症状・病気に応じた予防&改善の基本

以下、いくつかの病気、症状に対する予防、改善法について記すが、そうした個別の事項について実行する前に、もっともっと大切なことがある。

あらゆる動物、人間が、病気や怪我をすると、「食欲不振」か「発熱」が発現する。

つまり、神様が我々動物に与えてくださった「病気を治す力」「健康を増進する方法」は「空腹の時間を作ること」「体を温めること」の2つしかないのである。

2016年のノーベル生理学・医学賞に輝いた大隅良典博士の受賞理由は「栄養を失って飢餓状態に陥った細胞が、生き延びるために自らを食べる自食作用(autophagy)」の解明だ。

飢餓(極度の空腹)に陥ると、

(1) ①人体を構成する60兆個の個々の細胞内で栄養素が再利用される。
②細胞内の不要物が分解、処理される。
③細胞内に入り込んだウイルスなどの病原体や有害物が処理され、細胞が守られる。

などの現象（自食作用）が起こる。
その他、空腹、飢餓の効能として、
（2）細胞内のSirtuin《サーチュイン》（長寿）遺伝子が活性化し、健康長寿へのスイッチが入る（2000年、米国のマサチューセッツ工科大のL・ギャラン教授が解明）。
（3）胃の中のA like cell（A様細胞）から「グレリン」というホルモンが分泌され、
①脳の記憶中枢（海馬）領域の血行をよくし、記憶力増強、ボケ予防に役立つ。
②自律神経を整える。
③心臓の働きを強くする。
④抗炎症、抗ストレス作用を発揮する。
（4）白血球の貪食力《どんしょくりょく》（病原菌、アレルゲン、ガン細胞、老廃・有毒物を食べて処理する力）が増す。つまり、免疫力を促進する。

（5）ガン細胞のApoptosis《アポトーシス》（自殺）を促進する。

ガン細胞は、自分が宿っている人体が、発熱や極度の空腹に陥ると、自ら生命を断つ。これを医学用語で〝Apoptosis〟という。

など「空腹」のときは、体、健康、生命にとってすばらしいことが次々と盛り沢山に体内で起こるのである。

日本人の男性の半分以上が、「高」脂血症、「高」血糖、「高」体重＝肥満……など、「高」のつく明らかな「食べ過ぎ症」（メタボリック・シンドロームと言われる）に陥っている。

「腹8分に病なし、腹12分に医者足らず」の金言が昔から存在するが、医師は増加し、医療技術も発達し、毎年40兆円超の医療費を使いながらも、病気、病人が一向に減らない最大の原因は日本人の「食べ過ぎ」にある。

「腹12分」（1日3食）から「4分」（1食）引けば「腹8分」になるのだから、健康推進、病気改善のためには、1日2食以下を心がけるとよい。

1日の仕事のリズム、体調、空腹の具合によって、どの1食を抜いても構わないが、理想は朝食抜きである。

朝食は、英語で「breakfast」つまり「fast（断食する）」を「break（やめる）」する食事という意味だ。

夜、就寝中は誰しも〝fast〟している。それを終わって食べる第1食目が朝食で、断食療法で言う断食後の第一食目の「補食」と同じである。

私が伊豆高原で、人参・リンゴジュースを1回3杯、1日3回（計9杯）飲みながら、数日ないし1週間「断食」する健康増進施設を作ってからもう32年になる。

これまで、元首相3人、元厚相を含む閣僚経験者20人以上、国会議員50人以上、学者、大学教授、弁護士、大会社の社長、有名俳優、スポーツ選手から、主婦、学生さんまで3万人以上の方々が来所された。お医者さん達も百人以上来られている。

断食中は、近くのゴルフ場でゴルフをやる人、ハイキングや海に行く人……等々、それぞれ精力的に動き回られても空腹を感じず皆さん元気だ。

それは人間も動物も「空腹の歴史」の中で生きてきたからであろう。現代のような「飽食」の方が、人体の生理にとっては異常状態なのだ。だから過剰な栄養素を処理できず高脂血症、糖尿病、ガン、痛風をはじめ、ありとあらゆる「食べ過ぎ病」でもがき苦しんでいるわけだ。

さて、断食明けの第1回目の補食に「ふつう食でも食べようものなら、嘔吐、下痢、腹痛、ズーンと地獄に引きこまれるような名状し難い不快感……」などに襲われる。よって補食1日目は重湯を朝夕2回、2日目はお粥を朝夕2回と食べていただくことで徐々に食べる量を重くして、3日目にふつう食に戻す。これと同じで朝食はごく軽くすませる方が体によい。よって「breakfast」は「食べたくないなら食べない」。食べたい人でも「高」のつく食べ過ぎ病をはじめ、「何らかの持病あり」の人は、「食べない」方がよい。

ただし、人体を構成する60兆個の細胞のエネルギー源は、糖分のみに依存している。午前中の活動には、紅茶に黒糖またはハチミツ（これに旨い！と感じる量のすりおろし生姜を加えると、体が温まり、代謝が上がって、なおよい）を入れた「生姜紅茶」を1～2杯飲めば十分だ。空腹の心地よさも味わいながら、活動も十分できる。

何らかの病気持ちの人は、人参2本とリンゴ1個をジューサー（ミキサーではない！）にかけて作る生ジュースを2杯と、生姜紅茶1杯を飲まれるとよい。人参・リンゴジュースは1979（昭和54）年に、私が勉強に出向いたスイスの自然療法病院ビルヒャー・ベンナークリニックの朝の「治療食」だ。

人参には、人間が必要とするビタミン約30種、ミネラル100種のほとんどが含まれているし、万病の元と目される活性酸素を除去するβ-カロテン他の抗酸化物質が含まれる。

「An apple a day keeps the doctor away」（1日1個のリンゴは医者を遠ざける）という諺もあるほど、薬効あらたかなリンゴを加えて作る生ジュースはまろやかで、とても美味だ。

朝食を「生姜紅茶」または「人参・リンゴジュース」または「人参・リンゴジュース」&「生姜紅茶」ですませたら、昼食はそば、うどん、パスタ、ピザなどで軽くすませるとよい。昼食を食べ過ぎると、それを消化するために血液が胃腸に集中し、脳や手足を巡る血液が比較的少なくなるために、眠くなったり、だるくなったりするからだ。

朝・昼をこうした軽めの食事ですませると、夕食はアルコールを含めて何を食べてもよい、というのが、この30年間、私が提唱してきた食事法だ。

この食事法を実践した方々から、「血圧が下がった」「糖尿病が改善した」「6カ月で10kg減量した」「生理不順や生理痛が改善した」「不眠症がよくなった」「アトピーが改善した」「肝機能値がよくなった」……等々、枚挙にいとまがないほどの喜びのお便りをいただいている。

このように空腹の時間を作り、人参・リンゴジュースでビタミン、ミネラルを補い、生姜で体を温めると、ほとんどの人が「体調がよくなった」とおっしゃるが、万一、「かえって、体調が悪い」と感じられたら、これまで通りの食事に戻す必要がある。

そのときは、3食をよく噛んで、腹8分以下にし、「空腹の時間」を作る努力をされるとよい。

風邪、インフルエンザ

風邪は、英語で「cold」なので、冷えから起こることは間違いない。

だからこそ体を温める葛《くず》の根、麻黄、生姜、大棗《たいそう》……よりなる「葛根湯」が効くのである。

以下のような民間療法があるのも首肯できる。

①熱い番茶に、自然塩または醤油を適量（旨い！と思う量）入れて、1日3～4回飲む。
②生姜紅茶（P102）を1日3～4回飲む。
③熱い味噌汁に刻んだネギをたくさん入れて飲み、すぐ就寝する。
④梅干2個を網で黒焼きにして、熱いお茶と一緒に飲む。
⑤アルコール好きの人は、
（i）ウイスキーのお湯割りに、レモン半～1個をしぼって飲む。
（ii）赤ワインを熱燗にして飲み、すぐ寝る。
（iii）日本酒の熱燗50ccを湯飲みに入れ、すりおろし生姜を約10～15滴加え、熱い湯を約

30cc加えて飲み、すぐ寝る。
※1つでも2つでも、やってみて「気持ちよい」「調子よい」と感じるものを励行する。

(効果的な食物)
ネギ、ニラ、ニンニク、梅肉、味噌、自然塩は体を温める。
「海のミルク」と言われる牡蛎《かき》で体力の回復を図る。

腹痛、下痢

「痛み」は「冷」と「水」から起こるし(P135の「冷」「水」「痛」の三角関係図)、下痢(水様便)は体内の余分な水分(水毒)の排泄現象なので、「水(毒)」と「冷え」の病気だ。

(民間療法)
①「梅醤《うめしょう》番茶」を1日2~4回飲む。
②軽い「腹痛」「下痢」なら、「生姜紅茶」も効く。

③ニンニクか生姜をすりおろして熱い味噌汁に入れて飲む。
④熱い味噌汁に納豆（整腸作用）を入れて飲む。
⑤塩風呂（湯船に自然塩を100～200g入れる）につかる。
⑥自然塩を焼いて布袋に入れ、臍や（下痢の場合）痛みのあるところに置いて温める。
※1つでも2つでも、やってみて「気持ちよい」「調子よい」と感じるものを励行する。

〈効果的な食物〉
梅肉、自然塩、味噌は腸を温め、下痢を止め、失われた塩分を補う。

便秘

「便秘」に対して、「生野菜や、果物、牛乳、水分を十分に摂るように……」と指導されることが多い。

「ずんぐり、むっくり、赤ら顔の高血圧のおじさん……」と表現される「陽性体質」の人の便秘には、腸に水分を補い、野菜や果物の食物繊維で腸を刺激して便通を改善してくれるから、その通りでよい。

しかし、便秘で悩んでいる人はほとんどが女性や高齢者、つまり冷え症で陰性体質のために、腸の動きが悪い人だ。生野菜や果物、牛乳、水分を摂ると、かえって腸が冷え、腸の力が落ちて、便秘が改善するどころか、悪化する人もいらっしゃるので要注意だ。

大部分の「冷え症」の人の便秘には、

①小豆は腸を温め、緩下《かんげ》作用を有するので、赤飯にしたり、ゆで小豆（小豆50gを水600ccを入れた鍋で、水が半分になるまで煮て、汁、小豆ともに食べる。ハチミツ、黒糖を加えても可）。
②ワカメの味噌汁、ひじきの炒め物、キンピラゴボウ、玄米など、加熱した食物繊維の多い食物を食べる。
③黒ゴマは、体を温める鉄と食物繊維を多く含むので、ご飯に黒ゴマ塩（黒ゴマ8：自然塩2をフライパンで煎って、すりつぶしたもの。市販品もある）をふりかけて食べる。
④湯飲み1杯の水、または白湯に一つまみの自然塩を入れて、起床後、飲む。
※1つでも2つでも、やってみて「気持ちよい」「調子よい」と感じるものを励行する。

（効果的な食物）

プルーン、牛乳、ハチミツ、黒糖、自然塩には、緩下作用がある。

リンゴ、小豆、きな粉の食物繊維は、腸の蠕動《ぜんどう》を刺激して、便通をよくする。

冷え症

「冷え」を自覚し、それによる血行不良からくる肩こり、頭痛、むくみ、しびれ、生理不順、生理痛……に悩んでいる人はもちろん、「冷え」を自覚しない人でも、低体温（1日の平均体温である午前10時の脇の下の体温が36・5℃未満）の人は、種々の病気の予防のためにも、以下のような食生活を励行する必要がある。

①梅醤番茶か、生姜紅茶を1日3杯飲む。
②味噌汁にネギ（または玉ネギ）、おろした生姜を加えて飲む。
③ご飯には黒ゴマ塩を多めにかけて食べる。

④塩、味噌、醤油、メンタイコ、チリメンジャコ、塩ジャケ、漬物……なども本能が欲するならしっかり食べる。

⑤副食物は、陰性食物を控え、陽性食物をしっかり摂る。

⑥すりおろし生姜を味噌汁、納豆、豆腐、煮物、うどん、そば……に「旨い！」と感じる量入れて食べる（生姜三昧《ざんまい》の食生活）。

※1つでも2つでも、やってみて「気持ちよい」「調子よい」と感じるものを励行する。

（効果的な食物）

ニラ、玉ネギ、ニンニクに含まれる硫化アリル、タコのタウリンは血流をよくして体を温める。

生姜、七味唐辛子、キムチ、自然塩は、体を強力に温める。ゴボウ、レンコンなどの根菜も陽性食だ。

貧血

貧血は、血液中の赤血球（400万〜500万個／mm^3）、または赤血球の血色素（12〜15g／dℓ）のどちらか、またはどちらもが不足した状態で、漢方医学的には、「陰性病」に属する。

「色の濃い」食物は、血色素の成分である「鉄分」を多く含むので、黒砂糖、プルーン、レバー、黒ゴマ、小豆、黒米、玄米、海藻、ココア、チョコレート……等々をしっかり摂るように心がける。

①ご飯に黒ゴマ塩（P154）をふりかけて食べる。

②造血に必要な鉄とビタミンB_{12}を含むシジミの味噌汁を常食する（他にアサリやハマグリも同様）。

③100g中の鉄含有量は、ほとんどの野菜で1・0㎎未満であるが、ホウレンソウは3・7㎎、パセリは9・3㎎と多い。ホウレンソウをゆがいてゴマ油で炒めたもの、パセリ・

海藻で作ったサラダに醤油（味ドレッシング）をかけて常食する。
④魚はカツオの血合いなどの赤身が、肉はマトン（羊肉）が鉄含有量が多い。
⑤レバニラ炒めも積極的に食べる。
⑥アルコールが好きな人は赤ワイン（冷え症の人は、熱燗にして）を飲む。
⑦自然塩には「鉄」「銅」など造血成分も多く含まれる。旨いと感じるなら、適宜少しずつなめる。
※1つでも2つでも、やってみて「気持ちよい」「調子よい」と感じるものを励行する。

〈効果的な食物〉

造血成分「鉄」は、レバー、塩ジャケ、ひじき、黒ゴマ、黒糖、プルーン、ホウレンソウ……等々の「赤黒っぽい」食物に多く含まれる。自然塩、ハチミツも多くの「鉄」を含む。

糖尿病

すい臓のβ細胞から分泌されるインスリン（血糖を細胞に送り込むポンプの役をする）の不足によって起きる病気。血液中の糖分が体内の細胞で利用されずに残り（高血糖）、その結果、口渇、多飲、多尿、糖尿、免疫力の低下、血管壁の傷害（失明、腎臓病、神経症……）等々、多種多様の症状、病態が発生する。基本的には「食べ過ぎ病」なので、1日の食事の全体量を減らすことが最も大切であるが、他に、

①自然塩はじめ、塩分の多い食物（陽性食物）をしっかり食べ、体温を上げて、血糖の燃焼を促す。

②ニラ、ニンニク、ネギ、玉ネギ、ラッキョウなど、ユリ科アリウム属の野菜には、血糖降下物質の「グルコキニン」が含まれているので、毎日、何らかの形で多めに摂るように心がける。

③糖尿病にも効く漢方薬の「八味地黄丸」の主成分の「ヤマイモ（長芋でも可）」には、

血糖降下作用があるので、トロロそば、麦トロなどで常食する。そばには血糖降下作用を有するミネラル（バナジウム）も含まれている。

④エビ、カニ、イカ、タコ、貝類、牡蛎などの魚介類や生姜には、インスリンの成分となる亜鉛が多く含まれるので、毎日しっかり食べる。

⑤食物繊維は、腸から血液への糖の吸収を阻害するので、海藻、コンニャク、玄米、豆類など食物繊維の豊富な食物を多食する。

※1つでも2つでも、やってみて「気持ちよい」「調子よい」と感じるものを励行する。

〈効果的な食物〉

玉ネギの「グルコキニン」、ヤマイモの「デオスコラン」には、血糖降下作用がある。海藻、ゴボウ、キノコの食物繊維が、腸から血液への糖の吸収を阻止する。自然塩、ゆず、山椒、黒糖で体温を上げ、血糖の燃焼を促す。

うつ、自律神経失調症、不眠

「うつ」「自殺」(自殺の80%以上が〝うつ〟、または〝抑うつ状態〟により起こる)「自律神経失調症」などは、スウェーデン、フィンランドなどの北欧の国々、日本では秋田県、岩手県、青森県……など東北地方に多い。

つまり、日照量が少なく、寒冷の地に多発する。

それを防ぐためにも、こうした北国の人々は、体を温める塩分を多く摂っていたのであろうが、今は、「塩分=悪」の概念が頭に叩き込まれ、東北地方の人々の塩分摂取量が激減したため、こうした「冷え」による「精神的不調」を訴える人が非常に多い。

東北地方に限らず、こうした精神的不調(病気)は日本全国でも増えている。

不眠症の人は、1日のうちで一番気温、体温が低下する午前3時~5時に覚醒することが多い。また、自殺する時刻も同時刻が多いという。

不眠症を患う人は「冷え症」「低体温」の人が多いことからも、「不眠症」は「冷え」の病気であることがわかる。

対策としては、

①塩、味噌、醤油、メンタイコ、塩ジャケ、チリメンジャコ、佃煮、漬物……等々を好きで「旨い！」と思うなら、しっかり食べる。

②生姜は、「気を開く」（うつを改善する）という作用があるので、「すりおろし生姜」を味噌汁、納豆、豆腐、煮物、うどん、そば……等々に「旨い！」と感じる量入れて食べる「生姜三昧」の生活をする。

③生姜紅茶または梅醤番茶を1日3杯を目途に愛飲する。

④シソの葉も気を開く作用があるので、味噌汁にシソを入れる、シソを天ぷらにするなどして常食する。

⑤シソの葉（約10g）をコップ一杯の水で煎じて半量にし、自然塩を1つまみ入れて飲む。

※1つでも2つでもやってみて、「気持ちよい」「調子よい」と感じるものを励行する。

強壮、強精

「老化は脚から」と昔から言われる。50歳も過ぎると、尻が垂れ、太ももが細くなり、腰や膝の痛み、下肢のむくみ、こむら返り、頻尿……など、下半身の筋力の衰えからくる症状が目立ってくる。下肢・腰が弱ると、目や耳の力も弱り、疲れ目・老眼・白内障、難聴・耳鳴り……などの症状も出てくる。性力も低下する。陰茎は3本目の脚と俗に言われることを考えるとよく理解できる。髪は白髪（または抜け毛）になる。つまり、体質がさらに陰性化してくる。

対策としては、

①食物の根は人間の下半身に相似するので、ゴボウ、人参、レンコン、ネギ、玉ネギ、ヤマイモ……などの「根菜」をしっかり食べる。キンピラゴボウ、トロロそばは特におすすめ。
②黒ゴマ塩をご飯にふりかけて食べる。黒ゴマは五大栄養素をバランスよく含む上に、セックス・ミネラルの亜鉛も多く含む。

自然塩には亜鉛が含まれる上に、陰性化した体を陽性化（温める）してくれる。
③玉ネギを千切りにして、カツオ節と醤油をかけて食べる。
④亜鉛を大量に含む牡蛎をカキ鍋などにして存分に食べる。
⑤「意気」「軒昂」「活気づける」などの意味を持つ「ginger」（生姜）を毎日しっかり摂るべく「生姜紅茶」を1日3杯を目途に飲む他、「生姜三昧」の生活をする。
※1つでも2つでも、やってみて「気持ちよい」「調子よい」と感じるものを励行する。

〈効果的な食物〉
牡蛎はセックス・ミネラルの亜鉛の含有量が、すべての食物中最多。
玉ネギ、生姜、ニンニク、ハチミツの強壮、強精作用は昔から有名。
ウナギのヌルヌル成分（ムコプロテイン）、ビタミンEは強壮作用甚大。

高血圧

塩分が血圧を上昇させる理由は、「胃腸より血液に吸収された塩分は、吸湿性があるので、周りの細胞・組織より水分を引き寄せてくるため、血液中の水分が多くなり、血液の全体量が増える。心臓は、多くなった血液を全身に力を込めて送り出さねばならないので、血圧が上がる」というものである。

よって、血液中の余分な水分を腎臓から尿として排泄させるK（カリウム）を多く含む野菜、果物や、利尿成分の「イソクエルシトリン」を含むキュウリ、スイカ、同じくサポニンを含む小豆には降圧（血圧を下げる）効果がある。

その他、血液中にコレステロール、中性脂肪、糖、尿酸……などの余剰物や老廃物が多くなると、血液はドロドロになって流れにくくなるので血圧が上がる。こうした余剰物や老廃物が血管内壁に沈着して動脈硬化が起こり、血管腔が細くなるのも血圧上昇の要因となる。よって、高血圧の予防、改善には、

①肉、卵、牛乳、バター、マヨネーズなど、動脈硬化を促す動物性脂肪を多く含む食品の摂取は控え、血液をサラサラにし、また動脈硬化を防ぐ働きのあるEPAを含む魚、タウリンを含むエビ、カニ、イカ、タコ、貝などの魚貝類をしっかり食べる。

②海藻、豆類、玄米、コンニャク……などの食物繊維の多い食物を存分に摂り、腸内の余剰なコレステロール、脂肪、糖、塩分などを大便と共に排泄し、血液中の脂肪、糖、塩分を少なくする。

③適酒は、動脈硬化を防ぐ善玉の「HDLコレステロール」を増やし、血液をサラサラにする「ウロキナーゼ」の血管内皮細胞からの産生分泌を促すので、アルコール好きの人は、日本酒2合（ビールなら大びん2本、ウイスキーならWで2～3杯、ワインならグラス2～3杯、焼酎ならお湯〈水〉割り3～4杯）の適酒を心がける。

※1つでも2つでも、やってみて「気持ちよい」「調子よい」と感じるものを励行する。

〈効果的な食物〉

キュウリの「イソクエルシトリン」は強力な利尿、降圧作用がある。玉ネギ、長ネギの硫化アリルは発汗、利尿、血管拡張作用で降圧を促す。

納豆の「ナットウキナーゼ」は血液をサラサラにし、血圧を下げる。酢は、いい「塩梅《あんばい》」(塩と梅酢のバランスのこと)により、高血圧の要因とされる「塩」の作用を中和する。

動脈硬化、血栓症(心筋梗塞、脳梗塞)

人間は赤血球が多い「赤ちゃん」で生まれ、年と共に白髪が増えて白内障を患い、皮膚に白斑が生じる、というように「白ちゃん」になって、やがて死を迎える。

赤ちゃんは体温が高いので、柔らかい。白は雪の色が白いように、冷える色だ。水を冷やすと氷になるように冷えると物体は硬くなる。よって「白ちゃん」(老人)は、体温が低く、肌がカサカサと硬くなり、筋肉も硬くなって立ち居振る舞いもぎこちなく硬くなる。すると、当然、並行して、体内も硬くなり、動脈硬化が起こり、心筋梗塞、脳梗塞という血栓症(血液の塊)を生じやすくなり、癌(疒の中の「嵒」は「岩」の意)という硬い病気も発生しやすくなる。

よって、動脈硬化や血栓症、ガンなどの最大の発症要因は年齢と共に低下していく体温にある、と言ってよい。冷凍庫の食物を解凍するときには、熱を加えれば柔らかくなる。よって、動脈硬化、血栓症の予防・改善にとって一番大切なことは、体温を高めるべく、筋肉運動や労働、入浴、サウナ、岩盤浴を励行し、体を温める塩をはじめ、陽性食品をしっかり摂り、生姜三昧の食生活をすることだ。

他に、

①魚や魚貝類（エビ、カニ、イカ、タコ、貝……）に含まれるEPAやタウリンが、血液をサラサラにする効果があるので、常食する。

②ニラ、ニンニク、ネギ、玉ネギ、ラッキョウに含まれる硫化アリルは血管を拡張し、血液をサラサラにする作用があるので大いに食べる。中国では、狭心症にラッキョウがすすめられる、という。

③アルコールは、血管内皮細胞より、血栓溶解酵素の「ウロキナーゼ」の産生を促し、血栓症の予防、改善に役立つので、上戸の人は適酒（P166）を心がけるとよい。ウロキナーゼの産生能力はウイスキー＜ビール＜ワイン＜日本酒＜焼酎の順に強くなる。

ドイツ人とフランス人の動物性脂肪の年間摂取量はほぼ同じなのに、フランス人の心筋梗塞発症率はドイツ人の約4分の1（French Paradox＝フランスの矛盾）なのは赤ワインの赤い色素（レスベラトロール）の効能（抗脂血・抗血栓効果）という。
④生姜の辛味成分も、血小板の凝集を抑制し、血栓を防ぐので、生姜紅茶を愛飲する。
⑤納豆に含まれる「ナットウキナーゼ」は強力な血栓溶解作用を有する。
血栓症（心筋梗塞）は明け方から午前9時までに多発するので、夕食に納豆を食べるとよい。薬味にすりおろし生姜、ネギを加えると効果倍増（理由は前述）だ。
※1つでも2つでも、やってみて「気持ちよい」「調子よい」と感じるものを励行する。

〈効果的な食物〉


エビ、カニ、イカ、タコ、貝類の「タウリン」は抗脂血（抗コレステロール）作用、ニンニクや玉ネギの「硫化アリル」は血管拡張、血液サラサラ効果により、動脈硬化を防ぐ。

海藻や黒ゴマの食物繊維は、腸から血液への余分な脂肪、糖、塩分の吸収を妨げて、高脂血症、高血糖、高血圧など、動脈硬化の要因を防ぐ。

赤ワインの「レスベラトロール」（ポリフェノール）は、抗酸化作用により、動脈硬化を防ぐ。

むくみ、心臓病（心不全）

弁膜症、心筋症、狭心症や高血圧性心臓病……等々、病名は何であれ、心臓の力が落ちてくると、心臓が全身の組織への血液を押し出す力と、全身から血液を引き戻す力が低下する。すると、全身の器官、組織、細胞を流れている血液がうっ滞し、血管壁から水分がもれてむくんでくる。

下肢のむくみから始まるが、ひどくなると肺水腫、うっ血肝……など、むくみは内臓全体に及ぶ。「心不全」の特徴的な症状が「むくみ」であり、1日に500g〜1kgも体重が増える（水が貯まる）こともある。よって「血液をサラサラにするために、水をこまめに2リットル飲むように……」などと指導する西洋医学でも、心不全の患者には、飲水を厳しく指導し、利尿剤（尿を出す薬）を使って治療する。

よって、むくみや心不全には、

①生姜紅茶を1日3杯以上飲む。

生姜の辛味成分のジンゲロン、ジンゲロール、紅茶のカフェインに強力な利尿作用がある。

②小豆に含まれるサポニンは強力な利尿作用を有しているので、赤飯やゆで小豆（P154）を常食する。

③スイカ、キュウリにはイソクエルシトリンが含まれ強力な利尿作用を発揮するので、

（ⅰ）生キュウリに自然塩をふって食べる。

（ⅱ）キュウリの浅漬け、糠漬けなどをしっかり食べる。

（ⅲ）スイカの季節には、スイカに自然塩をふりかけて食べる。

④強心作用の強力な「卵醤」を1〜2日に1回飲む。強心作用が強いので、連用はさける。

〈作り方〉

卵の黄身1個分を茶碗に入れ、黄味と同量の醤油を加えてかき混ぜ、そのまま飲む。

※1つでも2つでも、やってみて「気持ちよい」「調子よい」と感じるものを励行する。

〈効果的な食物〉

小豆の「サポニン」、キュウリの「イソクエルシトリン」が利尿、強心作用を発揮。

ニンニクの「硫化アリルやビタミンB_1」、帆立の「タウリン」は強心作用がある。「卵黄」と「醤油」で作る「卵醤」は強心効果のある民間薬の王様。

潰瘍、肝臓病、その他消化器病

胃腸（消化器）病の原因は「その人の胃腸の力に対して、飲食物が多いこと」の1点につきる。よって「よくよく噛んで腹8分以下を守る」ことが、肝臓、すい臓を含めた胃腸病の予防、改善法の基本中の基本である。

胃腸病の妙薬は、ヨーロッパでは「貧乏人の医者」とも呼ばれるキャベツだ。

キャベツに含まれる潰瘍（ulcer）の特効薬である「ビタミンU」は、胃、十二指腸潰瘍、潰瘍性大腸炎で傷ついた胃腸の粘膜を修復する他、肝機能強化にも役立つ。

キャベツは他にA（免疫力増強）、B群（疲労回復）、C（免疫力増強、抗ガン作用）、K（止血作用）などのビタミンの他、カルシウム、鉄、ヨード、塩素、イオウ……などのミネラルを多く含む。イオウと塩素は、腸内の老廃物の分解、浄化を促す。

よって、

①毎食、キャベツの千切りに、かつお節と醤油をかけて食べる。
②人参・リンゴにキャベツ50gを加えて作るジュースを毎朝飲む。
③梅醤番茶を1日数回、愛飲する
④ハラマキの常時着用

特に、肝臓病の人は、ハラマキの上から右上腹部に使い捨てカイロを貼る（低温火傷に注意！）ことで、肝臓への血流をよくし、肝機能の改善を図る。

※1つでも2つでも、やってみて「気持ちよい」「調子よい」と感じるものを励行する。

〈効果的な食物〉

シジミに含まれる「タウリン」「メチオニン」「コハク酸」「ビタミンB_{12}」「オクタデセン酸」は、肝機能を強化する。キャベツの「ビタミンU」、タコの「タウリン」にも強肝作用あり。

ガン

１９５０（昭和25）年と２０００（平成12）年を比べると、日本の食生活は、著しく欧米化した。

牛乳・乳製品が約18倍、肉約９倍、卵約７倍とその摂取量が激増し、米は半分、芋類は10分の１と激減した。

その結果、日本に多かった胃ガン、子宮頸ガンは減少していき、肺、大腸、乳・卵巣・子宮体、前立腺、すい臓、食道ガンなどの欧米型のガンが増加した。

その他、死亡原因の断トツ１位で、毎年36万人超の日本人の生命を奪っているガンの激増の背景に、日本人の低体温化がある。

昭和32（１９５７）年に36・９℃あった日本人の脇の下の体温は、今や36・０℃前後と低下した。ガン細胞は35・０℃前後で最も増殖し、39・６℃以上では死滅するとされているのだから、ガン予防には、

①和食を心がける。
②体を温める陽性食をしっかり食べ、1日の平均体温（午前10時の脇の下の体温）が36・5℃以上になるように努力する。
③すりおろし生姜を味噌汁、納豆、豆腐、煮物、うどん、そば……に「旨い！」と感じる量入れて食べ、さらに生姜紅茶を1日3杯を目途に飲む。
　生姜の辛味成分（ジンゲロン、ジンゲロール、ショウガオール）は、体を温める他にガン細胞のアポトーシス（自殺）を促進する作用がある。
④キャベツに含まれる「スルフォラファン」がガン細胞の増殖を抑える作用があるので、キャベツの千切り、人参・リンゴジュースにキャベツを加えたジュースを毎日摂る。
⑤ウォーキング他の運動、入浴、温泉、サウナ、岩盤浴……などで体を温める。
※1つでも2つでも、やってみて「気持ちよい」「調子よい」と感じるものを励行する。

〈効果的な食物〉
　米国ガン研究所のデザイナーフーズ・プログラム（ガン予防効果のある40食物を重要度によりピラミッド方式で列挙）でニンニク、キャベツ、大豆、甘草、生姜、人参が1位から6位を占めている。ひじきやモズクの豊富な食物繊維が整腸を促し、腸内乳酸菌を育て、腸内リンパ球を刺激して、免疫力、抗ガン力を高める。

自然塩で体温を上げ、ガン細胞が増殖しやすい低体温を防ぐ。

老化予防

「老化予防」の基本は、「足腰を強くすること」。人間の足腰は、植物の根に相似するので、ヤマイモ、ゴボウ、人参、ニンニクは最上の老化予防食。赤ワインの「レスベラトロール」(ポリフェノール)は、抗酸化作用と長寿遺伝子活性化作用により老化を防ぐ。

美肌

オクラやヤマイモ、納豆の「ヌルネバ成分」(ムチン)は皮膚の保湿性を保つ。トマトの「ビタミンA、C」は美肌効果甚大。ツナの「EPA」が皮膚の血行促進、美肌作りを促す。

6章

長年の不調が塩で改善された症例集

症例① どこの診療所でも治らなかった不調が、1週間で改善へ!!
～Aさん（30歳・女性）

不定愁訴《ふていしゅうそ》の問屋状態――極端な便秘で、下剤を使うと激しい下痢。頻尿だが、尿の出が悪い。寝汗を沢山かく。全身の湿疹。頭重感。立ちくらみやめまい、耳鳴り。疲れ目がひどく、目がかすみ、目の奥が痛い。不眠が続く。起床時に手足がしびれる。関節が痛い。

これらを治すため、ここ7～8年、消化器科、脳神経外科、耳鼻科、内科、眼科、皮膚科とあらゆる科の診察を受けるが、検査を受けても何の異常もなし。現在は、自律神経失調症、ノイローゼ、うつ病の診断のもとに精神科に通院中。

このAさんは、九州からわざわざ私のクリニックに、お母さんと一緒に上京してこられた。小一時間かけて問診し、沢山の症状を伺ったわけだが、現代医学ではそれぞれが全く何の脈絡もないように見える。

「いろいろと症状をおっしゃいましたが、1つだけ、一番苦しい症状を言うと何ですか」

と尋ねると、

「実は、体が冷えるのが一番つらいです。冷えると全身の痛みや頭痛、便秘など、すべての症状が悪化します」

という答えが返ってきた。さすが不定愁訴の「鉄人」ともいえるだけのご苦労をされているだけあり、本能的に体の不調の真の原因をズバリととらえている。

まさにAさんの種々雑多な不定愁訴は、「冷え」と「水」を原因にすることにより、完全に説明できる。

P135の「冷えと水と痛み」の三角関係図のように、私たちは冷えると体内の水を排泄して体の冷えを除き、体調を戻そうとする反応を起こす。これが頻尿であり、発汗（寝汗）、下痢（水様便）、湿疹（湿＝水）の症状だ。

Aさんの場合、下痢もあるが、その前にしつこい便秘がある。これは、あまりに胃腸が冷えているため、寒いときには手がかじかむように、胃腸も縮こまって動きが悪くなり、便秘になっているわけだ。こういう人は、もともとは胃腸が冷えて水分（薄い胃液や腸液）が多いのだから、ちょっと下剤などで刺激すると、すごい下痢や腹痛を起こしやすくなる。

頭痛や関節痛、目などの痛みも、冷えや水の関係からきているのだから、「冷え」を実感しているAさんにとって当然の症状だ。

めまいや耳鳴りも、P135で見たように、漢方的には水毒が原因と考えられる。嘔吐するのも、胃液という水分を体外に排泄して水毒を改善しようとする反応なのだ。

不眠はどうだろう。

不眠で悩んでいる人で、昼間は眠気に襲われたり、小春日和《こはるびより》にポカポカと暖かい部屋の中にいると居眠りをしたり、冬に電車の中など暖房がよく利いているところでは、思わず眠り込んでしまう人は多い。また、不眠といっても、1日で体温と気温が一番低くなる午前3時から5時の間くらいは目が冴えていて、少し体温、気温が上昇してくる午前6時頃になると眠れる、という経験がある方も多いだろう。これは健康的な睡眠にも体温が必要なことを示している。不眠で悩む人の大部分が冷え症なのも、このことを証明していると言って過言ではない。

Aさんも同様である。そして、Aさんに微熱が続いているのも、こうした冷えが原因のさまざまな症状を治すために、体が熱を出して頑張っているのだと考えていい。

実際に、Aさんにベッドに横臥《おうが》してもらって診察してみると、

・舌——舌の上は水分によって被われている（湿舌《しつぜつ》）。しかも、やせている体と違い、舌はボテッとむくんだように肥大。この湿舌やむくんだ舌は、体内に水分が多いことを示し

ている。

・お腹——触診すると氷のように冷たい。また、お腹はポチャポチャと振水音《しんすいおん》がする。これは、胃下垂で胃液がたくさん溜まっていることを示すサイン。こういう人は、胃だけでなく、腸や鼻腔《びくう》、肺胞など、体の中で袋状やくぼみ状になっているところに水分が多く溜まっていることを表している。

この診察からも、明らかに水毒の状態であることがわかる。

「あなたは体内に水分が偏って溜まっています。その水分が体を冷やし、今のさまざまな症状の原因となっています」

とAさんには説明し、次のような指示をした。

（1）食事の注意点

①塩分を多く含む食物（味噌、醤油、メンタイコ、チリメンジャコ、漬物……）をはじめ陽性食品をよく噛んで1日2食食べる。あとの1食（朝食）は、人参・リンゴジュースと生姜紅茶を食事のつもりでよく噛んで飲む。

②お茶や水をやめ、生姜紅茶や生姜湯、梅醤番茶を飲む。

（2）生活上の注意点

①まず、歩くことからスタートし、少し体力がついたら、スクワット運動や腕立て伏せ、腹筋運動など筋力運動を始めて筋肉をつける。

②入浴は、最初は疲れない程度に、体力がついてきたら全身浴の後、半身浴で発汗を促す。

③「必ず治すんだ」という前向きの気持ちを持つ。なるべく楽しいことやうれしいことを思い浮かべて毎日を暮らす。

Aさんはこれまでかかった医師からは一度も聞かなかった指示を受けたわけだが、一つひとつを納得して実行された。

すると、1週間もしないうちから頻尿が改善。便通もよくなり、頭痛や耳鳴りも薄らいでいった。寝汗もあまりかかなくなり、同時に微熱も消えた。

今までになかった具体的な効果が表れたことが励みになり、さらにこの食事や生活を徹底して続けたところ、あれほど頑固だった不眠も解消し、朝までぐっすり眠れるようになり、全身の関節の痛みもなくなった。

「やる気」や「前向きの気持ち」は、脳内のホルモン様物質のβ《ベータ》－エンドルフィンやセロトニン、ドーパミンの分泌を促してくれる。これらの物質は血行をよくし、より体温を高めるという好循環を呼ぶ。「〝必ず治すんだ〟という前向きの気持ちを持って」という指示は、決して気休めではない。重要な意味があるのだ。

「これまで10年近く悩んだ、あの悪魔のような症状は何だったのでしょう」

と、うれしい悩みにひたっているところだ、という手紙がAさんから届いている。

症例②　体と患部を温めてリウマチを克服
〜Kさん（55歳・女性）

１６０㎝、45㎏と、やややせ型の55歳女性。３年前の冬に、「朝、起床時の手のこわばり」を感じていたが、午後になるとよくなるので、放置していた。しかし、２年前の冬、風邪を引いて治ったあとに、両手指の関節が赤く腫れて痛みが出現。近医を受診したところ、血液検査の結果「リウマチ」と診断され、「リウマトレックス」を処方された。服用開始後、１週間もしないうちに、胃がムカムカし、食欲不振に陥り、体も鉛を入れられたように重くなり、自分から服薬を中止。知人の紹介で私のクリニックを受診された。

診察すると、体温35・5℃、腹診時、胃の部分に振水音（胃の中に水分が多い）があり、「水毒」と診断。幼少時から極度の「冷え症」であった由。

「お茶や果物がお好きでしょう?」と尋ねるとびっくりされたような顔で、「大好きです。どうしてわかるのですか」と聞き返された。

「緑茶も果物も、ビタミンやミネラル、ポリフェノールなどの抗酸化物質が多く含まれる健康食品です。ただし、緑茶は熱帯インドの原産で、緑色をしていますので体を冷やします。また、何といってもお茶の99％は水分です。果物も水菓子といわれるくらい水分を多く含んでいます。毎日、十分な運動や筋肉労働しない冷え症の人が、緑茶や果物を摂り過ぎると、体が冷え、リウマチをはじめ痛みの病気を起こしやすいのです……」

と話し、「石原式　冷・水・痛」の三角関係図で「痛み」は「冷え」と「水」からくることを説明した。

「リウマチ」の患者さんは、ほぼ例外なく「緑茶」や「果物」が大好きとおっしゃる。「緑茶」や「果物」が悪いのではなく、本人の「運動不足」「冷え」が病気の背景にあるのが悪いのである。

よって、Kさんには次のような指導をした。

(1)緑茶の代わりに、生姜紅茶を1日3杯以上愛飲すること。

(2)食物は、サラダ、牛乳、ビール、南方産果物、酢のもの……等々の陰性食品は控え、塩、味噌、醤油、メンタイコ、チリメンジャコ、塩ジャケ、漬物、佃煮……等々の陽性食品を積極的に摂ること。

(3)ウォーキングをはじめ、カベ腕立て伏せ、かかと上げ・もも上げ運動、スクワット……などの筋肉運動を励行すること。

(4)入浴、サウナ……などで体を温めること。

(5)1日に2~3回、手浴・足浴（洗面器に43℃くらいの湯を入れ、すりおろし生姜か自然塩を加える。その中に手首、足首より先を10~15分つける）をやること。

等々を励行するようにお話しした。

また漢方の「桂枝加苓朮附湯《けいしかりょうじゅつぶとう》」（体を温める生姜や附子《ぶし》と利尿を促す茯苓《ぶくりょう》などより成っている）を処方した。

こうしたことを忠実に実行された上に、居住地にある「天然温泉」に、毎週6日も通われた。すると、1カ月目から、手指、足指の痛みと腫れが軽減していき、6カ月後には漢方薬も中止。1年後には「リウマチ」が完治した。

「リウマトレックス」は、リウマチによる激しい関節の痛みに奏功するが、元々は「メトトレキサート」という「抗ガン剤」で、その副作用により「間質性肺炎」を起こし、これまで数多くのリウマチ患者が亡くなっている、ということもご存じだったKさん。

ひたすら「体および患部温め生活」を励行され、リウマチを克服され、今は喜びを噛みしめる日々を送っておられる。

症例③ 極端な冷え、うつ傾向が改善した女性

～医師夫人（70歳・女性）

70歳の医師夫人。全身の冷え、特に胸や背中に強い冷えを感じる。

そんなに冷えるのに、全身に汗をかく。毎晩パジャマがぐっしょりぬれて1晩に3回も着替えるとおっしゃる。そのためもあり不眠症に陥っている。食欲がなく、便秘もひどい。

気分も落ち込み、ほとんどしゃべらない（と付き添いの家族の人の言）。

診察をすると、雪のような色白の肌をされている。血圧が高めなので降圧剤を処方され、高血圧→脳梗塞を防ぐため、「こまめな水分の摂取を」と主治医にすすめられている。もちろん、高血圧のため「塩分摂取も控えるように」との指導を受けている、という。

診察中も、うつむき、寡黙。抑うつ状態だ。腹診をすると、おなかが氷のように冷たい。おなかは、体の中心であるので、おなかが冷たいと、全身が冷たいことを表している。

「冷え症の陰性体質であるのに、体を冷やす〝飲みたくもない水分〟を無理に摂り、大好きな塩辛い食物を意に反して控えておられるのだから、体が冷えています。冷えると、血管が縮み、血流が悪くなるから、血圧が上昇するのです。また、体を冷やす水分を体外に捨てて、体を温めようとして汗（特に体温が1日で一番低くなる午前3時〜5時の寝汗）をかくのです。本能に従い、水分は摂りたいときのみ飲む。できれば、紅茶や生姜紅茶など体を温める水分がよい。味噌汁、醤油、メンタイコ、チリメンジャコ、塩ジャケ、塩辛……等々、お好きな塩辛いものは、本能が欲する量食べること、入浴に時間をかけ、体力のある範囲で軽い運動（ウォーキング、ストレッチ）も励行されることで体を温めること……」

等々を話し、気力を益す紫蘇《しそ》と生姜を含んだ漢方薬を処方した。

1カ月後に来院のときはびっくり仰天。満面に笑みをたたえ、饒舌《じょうぜつ》に話され、立ち居振る舞いも柔らかく活発になっておられる。まるで別人である。

「大好きな塩辛いものを自由に食べ始めたら食欲がわき、食べても食べても足りないほどに。それと並行して、体に気力と体力がみなぎってきた」とおっしゃる。寝汗もなくなり便秘も改善、睡眠もよくなった由。

P88で「塩」は「気を高める」最上の食物と述べたが、「気」が「心と体の活力の源」だということを、この患者さんの1カ月の変わりようで、私自身もあらためて確信するにいたった。

症例④　寝汗、早朝高血圧を解消した男性

～会社社長（70歳・男性、165㎝、63㎏）

ここ2～3年、早朝高血圧（160～170／100～110㎜Hg）と深夜の寝汗で悩んでおられる。ただし、昼間の血圧は130／80くらいと正常になり、夕食時に大好きな

日本酒を飲んだ後は110／60と極端に下がる由。

降圧剤2種類を朝、夕の食後に服用しているが、この状態が続いている。主治医からは、血圧が高めなので、大好きなメンタイコや塩辛など塩分の多い食物は禁じられている。もちろん、血液をサラサラにするため、水分を1日2リットル以上飲むように、ともすすめられている。

「夜中に3回は寝巻を取り替えるほどの寝汗と、早朝高血圧は何とかならないか」と私に相談があったので、次のようなアドバイスをした。

「寝汗は水分の排泄です。水分は体を冷やすので、熱で生きている我々の生命を守るため、体温が1日で一番低くなる午前3時～5時（この時刻は死亡する人、異型狭心症や、喘息の発作、アトピーの痒み、不眠症の人の覚醒、自殺……が最多になる魔の時刻である）に、体内の余分な水分を捨てて、体を温めようとする反応です。我々の医学生時代は、血圧は朝、最も低く、活動する午後から夕方にかけて高くなると習ったものです。しかし、最近は早朝高血圧の人が増えている。西洋医学では、早朝は寝ているときの副交感神経優位の状態から、活動時に働く交感神経優位の状態にスイッチが切り替わるから、血圧が急上昇する、と苦しい弁明をしています。しかし、塩分が不足し、かつ、体内に水分が多い人は、早朝に極端に体温が低くなり、血管が収縮するため、心臓は力を入れて全身に血液を送り出そうとして、血圧が上昇するのです。

午後から夕方にかけては、体を動かし、体温も上がってきて血管も拡張してくるし、特に、夕食時の熱燗の酒を飲まれた後は血管が拡張するので、血圧が下がるのです。社長さんは、70歳で髪の毛も多いし、平熱も35・8℃と低いので陰性体質です。よって塩分の制限、飲みたくもない水の無理な摂取は、さらに体を冷やし、特に体温、気温とも低くなる午前3時～5時の寝汗、早朝高血圧を引き起こしてくるのです。

水分は飲みたいとき飲み、特に体を温める紅茶を主に飲まれ、塩気の多い食物も、本能が欲する量摂られるとよいでしょう……」

と申し上げた。

奥様の不満そうな目が気になりながらも、メンタイコ、塩辛、塩ジャケ、味噌汁……等々も食べたい量摂り、水分の摂取も飲みたいときのみにしたら、1週間後より、寝汗もピタリと止まり、早朝高血圧も快癒した。

最近は週2～3回ジムで運動し、その後、大好きなサウナで大量の汗をかく習慣をつけたら、降圧剤が不要になるなど、血圧が正常化してきた。

症例⑤　不整脈は水毒――水を控え、塩分を摂り治癒
～Oさん（65歳・男性）

Oさんは165cm、56kg、色白で面長、白髪をきれいに整えた65歳の紳士だ。

もともと冷え症で水分は嫌いだったが、ここ2～3年、脳梗塞の予防のためにと主治医から水分をたくさん飲むように指導され、生真面目な性格も手伝って、毎日2リットルくらいの水分を摂っていた。

ある夕方、ビールを飲んでいたときに突然、脈が速くなり、胸の奥のほうでドーンと突き上げる感じが連続して襲ってきた。救急車で病院に運ばれて心電図その他の検査の結果、「心房細動による不整脈」と診断された。

抗不整脈薬、強心剤の他、いくつかの薬を処方されて症状は治まったが、後日、再診を受けると、「心房細動が存在し、不整脈が続いている」ということで、血栓溶解剤の処方をされる羽目になった。なぜなら心房細動は心房の内壁に血栓を作りやすく、その血栓が脳に飛んで脳梗塞を起こしやすくなるから、というものだった。また、水分もこれまで以

上に飲むように指導された。

その後、1週間目頃から頭に鍋をかぶせられたような頭重感がしていたが、ある日、ものすごいめまいと耳閉感《じへいかん》に襲われ、天井がグルグル回って起き上がれない。そうこうしているうちに急な嘔吐があり、真っ赤な血液が混じった胃液を吐いて、また救急車で病院へ。めまいや嘔吐はメニエル症候群のせいだが、吐血は血栓溶解剤が効き過ぎたからだろう、との診断だった。

1週間後に退院して私のクリニックへ相談に。

一連の経過と症状を聞いた後、「Oさん、あなたの症状は〝水毒〟です」と言うと、ポカーンとされていた。

「水分は体にとって空気の次に大切なものですが、多すぎて体にたまると、漢方では〝水毒〟と言います。雨が降りすぎると水害になるように、体内でも水害が起こります。耳の中の内耳《ないじ》のリンパ液という水分が多くなりすぎると平衡感覚に狂いを生じ、めまいや耳鳴りが起きる。なんとかその水分を排泄しようとして嘔吐や発汗も起こります。

またそうした症状を起こせないときは、脈を速くして代謝を上げ、体内の余分な水分を消費しようとします。

体温が1度上昇すると脈拍が約10上がり、体の代謝も約12％上昇します。ですから体内の新陳代謝をよくして、体内の細胞での水分の利用量を増やしたり、腎臓からの水分の排泄をよくするために脈拍を速くしようとするわけです。それが頻脈です。

頻脈になると脈が乱れ、不整脈になることもあります。あなたの一連の症状が水毒であることがおわかりでしょう。水分を摂るなら、紅茶や生姜紅茶、コブ茶など、体を温めて排水（排尿や発汗）をうながし、余分な水分が体内に残らないような水分の摂り方をすべきです」

と話すと、Oさんはすぐに理解され、私が話している途中から顔がみるみるうちに明るくなった。

「水毒」はかくも恐いものだ。

体内の余分な水分を捨て、めまい、耳鳴りに特効する茯苓《ぶくりょう》（サルノコシカケ）、朮《じゅつ》（オケラ）、桂枝《けいし》（ニッケイ）からできている苓桂朮甘湯《りょうけいじゅつかんとう》を処方した。加えて塩気の利いた陽性食品をしっかり食べて体を温め、ウォーキングや半身浴で発汗、利尿を図ってもらうことにした。すると驚くほどの汗や尿が出て、原因不明の下痢（水の排泄をしていた状態）が3日続いたあとは、ピタリと不整脈がなくなった。

付録

〈症状・病気別〉塩の効果を生かすレシピ

レシピ作成：ヒポクラティック・サナトリウム（静岡県伊東市）総料理長　鈴木純

風邪

ネギニラ団子生姜汁（2人前）

・長ネギ　1/2本
・ニラ　1/4束
・生身（魚のすり身）200g

Ⓐ
・生姜おろし　小さじ1
・味噌　小さじ1
・ハチミツ　大さじ1
・自然塩　小さじ1
・だし汁　500cc
・料理酒　少々

①長ネギ、ニラはみじん切りにし、生身と合わせて一口サイズの団子にする。
②Ⓐを火にかけ、沸いたら①を入れて煮込む。

牡蛎《かき》ソテー梅肉入りおろしニンニクだれ（2人前）

・牡蛎　10粒
・小麦粉　少々
・サラダ油　少々
・長ネギ千切り　少々

Ⓐ
・だし汁　100cc
・自然塩　少々
・黒酢　大さじ3
・ハチミツ　大さじ2
・ニンニクおろし　小さじ1
・大根おろし　小さじ1
・梅肉ペースト　小さじ1/2

①牡蛎に小麦粉をつけ、フライパンに油をひいて焼く。
②Ⓐをよくまぜ、①にかけ、長ネギ千切りを盛る。

下痢

梅肉入り味噌煮込みうどん（2人前）

・うどん　2玉
・梅肉　小さじ1
・岩のり　少々

Ⓐ
・だし汁　500cc
・白菜　200g
・味噌　小さじ1
・黒砂糖　大さじ1
・自然塩　小さじ1
・料理酒　少々

①Ⓐを火にかけ、沸いたらうどんを入れ、やわらかくなるまで煮て、うどんの上に梅肉と岩のりをのせる。

豆腐サラダ納豆ドレッシング（2人前）

・もめん豆腐　1丁
・もやし　1袋

Ⓐ
・ひきわり納豆　2パック
・黒酢　大さじ2
・自然塩　少々
・ハチミツ　大さじ1
・だし汁　大さじ1
・ゴマ油　少々

①もやしをゆでる。
②Ⓐをよくまぜ、ゆでたもやしの上に適当に切った豆腐をのせ、Ⓐをかける。

便秘

プルーンとバナナのスムージー（2人前）

・プルーン（ドライ）　5粒

Ⓐ
・バナナ　1本
・牛乳　100cc
・ハチミツ　大さじ2
・黒糖　小さじ2
・シナモンパウダー　少々
・自然塩　少々

①プルーンを細かくきざみ、Ⓐとともにミキサーに20秒かける。

焼きリンゴの小豆あん（2人前）

・リンゴ　1ヶ
・小豆缶　400g
・マーガリン　大さじ1
・黒糖　大さじ4
・きな粉　大さじ1
・自然塩　少々

①リンゴを皮ごと1/8カットする。
②フライパンにマーガリンをひいてリンゴを弱火で焼く。
③8割ぐらい火が通ったら小豆と自然塩、黒糖を入れ、煮立ったらきな粉をかける。

冷え症

タコとニラのピリ辛生姜焼き（2人前）

Ⓐ
・タコ足（ゆで）　大2本
・ニラ　1/2束
・玉ネギ　1ヶ

Ⓑ
・生姜おろし　大さじ1
・七味唐辛子　小さじ1
・自然塩　小さじ1
・みりん　大さじ2

・ゴマ油　大さじ1
・ニンニクみじん　1かけ

①玉ネギをスライスにし、ニラは3cmぐらいに切り、タコはブツ切りにする。
②フライパンにゴマ油をひき、ニンニクみじんを入れⒶを炒める。
③②にⒷを入れ、よく炒める。

レンコン、ゴボウのキムチあんかけ（2人前）

・ゴボウ　1/4本
・レンコン　小1ヶ
・ニンニクスライス　1ヶ

Ⓐ
・キムチ　200g
・だし汁　100cc
・黒糖　大さじ1
・長ネギ　1/2本
・自然塩　少々

・ゴマ油　少々
・片栗粉　少々

①ゴボウは3～4cmをうすくスライスし、レンコンは2～3cmをスライスする。
②キムチ、長ネギは細かく切り、Ⓐと一緒に鍋に入れ火にかける。
③片栗水を作り、②をあんにする。
④フライパンにゴマ油をひき、①とニンニクスライスを炒め、火が通ったら③をかける。

貧血

牛レバーとひじきの黒ゴマ炒め（2人前）

・牛レバー　300g

Ⓐ
・ひじき（もどし）　100g
・小松菜　100g
・玉ネギ　1/2ヶ

Ⓑ
・黒ゴマ　大さじ1
・自然塩　小さじ1
・黒糖　大さじ1

・ゴマ油　大さじ1
・ニンニクみじん　1かけ

①レバーは食べやすい大きさに切り、もどしひじきは2～3㎝ぐらいに切り、玉ネギはスライス、小松菜は、食べやすい大きさに切る。黒ゴマは少しすりつぶしておく。

②フライパンにゴマ油をひき、ニンニクみじんを入れてレバーを炒める。

③②にⒶを入れてよく炒め、Ⓑを入れて少し炒め煮する。

焼塩ジャケとホウレンソウのおかか和え（2人前）

・塩ジャケ　2切れ

Ⓐ
・ホウレンソウ　1束
・玉ネギ　1/2ヶ
・プルーン(ドライ)　3粒(大)

Ⓑ
・自然塩　少々
・ハチミツ　大さじ2

・おかか　2袋（6g）
・ゴマ油　大さじ1

①塩ジャケは焼いてほぐしておく。玉ネギはスライス、ホウレンソウは2～3㎝に切って、プルーンはみじん切りにしておく。

②フライパンにゴマ油をひき、Ⓐを炒め、ほぐした塩ジャケを入れてⒷを入れ、おかかで和《あ》える。

糖尿病

山芋と海藻のゆず塩和え（2人前）

・山芋　200g
・海藻サラダ　120g
・玉ネギ　1/2ヶ

Ⓐ
・ゆず粉末　大さじ1
・自然塩　小さじ1
・ハチミツ　大さじ1
・ブラックペッパー　少々
・ゴマ油　大さじ1

①山芋は千切りにし、玉ネギはスライスし、もどした海藻と一緒にまぜ、Ⓐと和える。

ゴボウとキノコの山椒煮（2人前）

・ゴボウ　1/2本
・しめじ　1/2パック
・舞茸　1/2パック
・えのき　1/2パック
・ニンニクみじん　1かけ
・ゴマ油　大さじ1

Ⓐ
・自然塩　小さじ1
・料理酒　大さじ2
・みりん　大さじ2
・だし汁　100cc
・黒糖　小さじ1
・山椒　大さじ1

①ゴボウは2～3㎝にうすくスライスし、しめじ、舞茸、えのきはほぐしておく。
②フライパンにゴマ油をひき、ニンニクみじんを入れてゴボウを炒める。次にキノコ類も一緒に入れ、Ⓐと炒め煮する。

強壮・強精

牡蛎とアスパラの山芋グラタン（2人前）

・牡蛎　10粒
・アスパラ　1束
・玉ネギ　1/2ヶ
Ⓐ
・山芋（おろし）　400g
・自然塩　小さじ1
・ハチミツ　大さじ2
・料理酒　大さじ1
・ブラックペッパー　少々
・とろけるチーズ　大さじ2
・バター　少々
・サラダ油　少々
・小麦粉　少々

①牡蛎は小麦粉をつけてサラダ油で焼く。アスパラ、玉ネギは同じくらいの厚さでスライスしてバターで炒める。
②Ⓐをボールに入れてよくまぜ、グラタン皿に①をひき、Ⓐをのせ、とろけるチーズをのせて180℃のオーブンで10分焼く。

うなぎの生姜ニンニク胡椒だれ（2人前）

・うなぎ白焼き　1枚
Ⓐ
・すり黒ゴマ　大さじ1
・ニンニクおろし　小さじ1/2
・生姜おろし　小さじ1/2
・大根おろし　大さじ2
・黒酢　大さじ2
・ハチミツ　大さじ2
・自然塩　少々

①うなぎの白焼きをオーブンで焼き、Ⓐをよくまぜてかける。

高血圧

キュウリと玉ネギの黒酢和え（2人前）

・キュウリ　1/2本
・玉ネギ　1/2ヶ
・ワカメ　20g
Ⓐ
・自然塩　小さじ1/2
・ハチミツ　大さじ
・黒酢　大さじ1
・生姜おろし　小さじ1

①キュウリと玉ネギはスライスし、適当な大きさにカットしたワカメと一緒にボウルに入れてⒶで和える。

スパイス納豆うどん（2人前）

・うどん　2玉
・長ネギ　1本
・ホウレンソウ　1/2束
Ⓐ
・ガラムマサラ　大さじ1
・生姜おろし　小さじ1
・料理酒　大さじ1
・みりん　大さじ1
・自然塩　小さじ1
・黒酢　小さじ1

・納豆　2パック
・サラダ油　少々

①長ネギ、ホウレンソウは、3～4cmぐらいに切っておく。
②フライパンに油をひき、長ネギ、ホウレンソウを炒め、次にうどん、納豆を入れ、Ⓐと一緒によく炒める。

動脈硬化

エビとキノコの赤ワイン煮（2人前）

・エビ　5尾
・しめじ　1パック
・しいたけ　3ヶ
・ニンニクみじん　1かけ
Ⓐ｛・赤ワイン　大さじ5
・自然塩　小さじ1
・黒糖　小さじ1｝
・ブラックペッパー　少々
・オリーブオイル　少々

①フライパンに油をひき、ニンニクみじんを入れ、しめじ、しいたけをよく炒め、次にエビを入れてブラックペッパーをふり、よく炒める。
②①にⒶを入れ、弱火でコトコト炒め煮する。

カニと海藻のオニオンサラダ（2人前）

・カニ棒肉　5本
・海藻サラダ　20g
・玉ネギ　1/2ヶ
Ⓐ｛・黒すりゴマ　大さじ1
・生姜おろし　小さじ1
・黒酢　大さじ2
・ハチミツ　小さじ1
・自然塩　少々｝

①カニ棒肉はほぐし、玉ネギはスライスし、海藻はもどし、ボウルに入れ、Ⓐと一緒に和える。

心臓病

焼豆腐小豆あん（2人前）

・豆腐　1丁

Ⓐ
・小豆缶　200g
・自然塩　小さじ1/2
・黒糖　大さじ2

①豆腐を1/8に切り、オーブンで180℃で10分焼く。
②Ⓐを鍋に入れ温まったら①にかける。

帆立とキュウリの黒ゴマ卵黄和え（2人前）

・帆立　大4粒
・キュウリ　1本

Ⓐ
・卵黄　3ヶ分
・ニンニクおろし　少々
・自然塩　少々
・ハチミツ　大さじ1
・ゴマ油　小さじ1
・黒酢　小さじ1
・黒すりゴマ　大さじ1
・生姜おろし　少々

①帆立はさっとゆがいてスライス、キュウリは千切りにする。
②Ⓐをボウルに入れてよくまぜ、①と和える。

肝臓病

シジミと豆腐の生姜汁（2人前）

- シジミ　200g
- 豆腐　1/2丁
- 生姜　少々
- 長ネギ　1/4本
- 水　500cc
- 自然塩　小さじ1
- 料理酒　大さじ2

①水500ccに洗ったシジミを入れ、ふっとうしたらアクを取り、料理酒を入れる。
②豆腐は食べやすい大きさに切り、生姜は千切りにし、長ネギはスライスする。
③自然塩で味をととのえ、②を入れて火が通ったらOK。

タコとキャベツの枝豆味噌和え（2人前）

- タコ足　大2
- キャベツ　1/4ヶ
- 枝豆水煮缶　200g
- Ⓐ
  - ねり味噌　大さじ1
  - 自然塩　少々
  - ハチミツ　大さじ2
  - 黒酢　小さじ1
  - ゴマ油　大さじ1

①タコはうすくスライス、キャベツは千切り、枝豆はみじん切りにする。
②Ⓐをよくまぜて①と和える。

ガン予防

ひじきとキノコの生姜焼（2人前）

Ⓐ
- ひじき（もどし）　300g
- しめじ　1パック
- マイタケ　1パック
- ニンニクみじん　1かけ
- 油あげ　1枚
- 人参　1/3本

Ⓑ
- 生姜おろし　小さじ1
- 自然塩　小さじ1
- 黒糖　大さじ1
- 料理酒　大さじ2

- ゴマ油　少々

①フライパンにゴマ油をひき、ニンニクみじんを入れ、しめじ、マイタケはほぐし、人参、油あげは3～4㎝くらいの棒切りにして、Ⓐをよく炒める。
②①にⒷを入れてさらに炒める。

キャベツの千切りとおろしもずく酢（2人前）

- キャベツ　1/4ヶ
- もずく　200g

Ⓐ
- ポン酢　大さじ2
- 黒酢　大さじ2
- ハチミツ　大さじ2
- だし汁　大さじ1
- 大根おろし　大さじ1
- 自然塩　少々

①キャベツは千切りにする。
②もずくとⒶをよくまぜる。
③キャベツの千切りに②をドレッシングのようにかけて食べる。

老化予防

ブロッコリー山芋ドレッシング（2人前）

・ブロッコリー　1ヶ
・山芋　400g
Ⓐ
・黒酢　大さじ2
・ハチミツ　大さじ2
・自然塩　少々
・ゴマ油　大さじ1
・コショウ　少々

①ブロッコリーは食べやすい大きさに切ってボイルする。山芋はすりおろしておく。
②すりおろした山芋にⒶを入れよくまぜ、ブロッコリーにかける。

ゴボウとニンジンのガーリック炒め（（2人前）

・ゴボウ　1/4本
・人参　1/3本
・ニンニクみじん　1かけ
・黒ゴマ　小さじ1
・ゴマ油　大さじ1
・赤ワイン　大さじ4
Ⓐ
・黒酢　大さじ1
・自然塩　小さじ1
・黒糖　大さじ1

①ゴボウ、人参は、ささがきにする。
②フライパンにゴマ油をひき、ニンニクみじんを入れてゴボウ、人参を炒める。
③②に、黒ゴマと赤ワインを入れ、赤ワインの水分がなくなってきたらⒶを入れて味をととのえる。

美肌

オクラと山芋のトマトドレッシング（2人前）

・オクラ　5本
・山芋　100g
Ⓐ
・トマト水煮缶　200g
・黒酢　大さじ2
・ハチミツ　大さじ2
・自然塩　少々
・コショウ　少々
・ニンニクすりおろし　小さじ1/2

①オクラは塩ゆでし、適当な大きさに切り、山芋は千切りにする。
②Ⓐをよくまぜ、①にかける。

ツナ納豆モロヘイヤ和え（2人前）

・ツナ缶　1缶
・納豆　2パック
・モロヘイヤ　1束
・自然塩　少々
・ハチミツ　小さじ1

①ツナ缶は、よく油を切っておく。
②モロヘイヤは、さっとゆがき、細かく切っておく。
③納豆と①②をボウルに入れ、自然塩とハチミツで味をととのえる。

巻末図表

厚生労働省が示す、塩と健康に関する全都道府県データ

(図表25)都道府県別食塩摂取量の状況(男性)

順位	都道府県	平均値(g/日)	順位	都道府県	平均値(g/日)
1	山梨県	13.3	25	広島県	11.8
2	青森県	13.0	26	愛媛県	11.8
3	福島県	13.0	27	長崎県	11.7
4	福井県	12.9	28	東京都	11.7
5	山形県	12.7	29	北海道	11.6
6	長野県	12.5	30	岡山県	11.5
7	宮城県	12.5	31	京都府	11.5
8	栃木県	12.5	32	鹿児島県	11.5
9	島根県	12.5	33	兵庫県	11.5
10	茨城県	12.4	34	愛知県	11.5
11	和歌山県	12.4	35	岐阜県	11.4
12	群馬県	12.4	36	福岡県	11.4
13	石川県	12.3	37	滋賀県	11.4
14	埼玉県	12.2	38	高知県	11.4
15	新潟県	12.2	39	宮崎県	11.3
16	神奈川県	12.1	40	徳島県	11.3
17	三重県	12.1	41	熊本県	11.2
18	奈良県	12.1	42	山口県	11.2
19	鳥取県	12.0	43	大阪府	11.1
20	静岡県	12.0	44	大分県	11.1
21	岩手県	12.0	45	香川県	11.0
22	千葉県	12.0	46	佐賀県	10.9
23	秋田県	11.9	47	沖縄県	9.5
24	富山県	11.9		全国	11.8

*年齢調整した値
*小数第2位を四捨五入
※順位については小数第3位の値を用いて評価

厚生労働省「平成22年国民健康・栄養調査結果の概要」

（図表26）都道府県別食塩摂取量の状況（女性）

順位	都道府県	平均値(g/日)	順位	都道府県	平均値(g/日)
1	山梨県	11.2	25	愛媛県	10.0
2	福島県	11.0	26	北海道	10.0
3	茨城県	10.9	27	兵庫県	10.0
4	鳥取県	10.9	28	静岡県	10.0
5	青森県	10.9	29	奈良県	9.9
6	山形県	10.8	30	高知県	9.9
7	群馬県	10.8	31	愛知県	9.9
8	長野県	10.7	32	秋田県	9.9
9	宮城県	10.7	33	京都府	9.8
10	福井県	10.7	34	山口県	9.8
11	栃木県	10.6	35	広島県	9.7
12	埼玉県	10.5	36	長崎県	9.7
13	島根県	10.5	37	宮崎県	9.7
14	千葉県	10.5	38	岐阜県	9.7
15	石川県	10.4	39	福岡県	9.6
16	和歌山県	10.3	40	岡山県	9.6
17	富山県	10.3	41	大分県	9.6
18	神奈川県	10.3	42	熊本県	9.6
19	滋賀県	10.1	43	大阪府	9.5
20	東京都	10.1	44	佐賀県	9.3
21	三重県	10.1	45	香川県	9.2
22	鹿児島県	10.0	46	徳島県	9.2
23	新潟県	10.0	47	沖縄県	8.1
24	岩手県	10.0		全国	10.1

＊年齢調整した値
＊小数第２位を四捨五入
※順位については小数第３位の値を用いて評価

厚生労働省「平成22年国民健康・栄養調査結果の概要」

順位	高血圧性疾患	脳血管疾患	心疾患（高血圧性を除く）	悪性新生物（ガン）
25	山　形	千　葉	茨　城	徳　島
26	栃　木	島　根	鳥　取	宮　城
27	島　根	神奈川	三　重	大　分
28	奈　良	佐　賀	兵　庫	福　井
29	神奈川	滋　賀	神奈川	熊　本
30	鹿児島	愛　知	山　形	山　口
31	埼　玉	福　井	群　馬	愛　媛
32	山　口	熊　本	長　野	茨　城
33	岡　山	三　重	新　潟	千　葉
34	愛　知	徳　島	岡　山	高　知
35	富　山	岐　阜	石　川	福　島
36	和歌山	北海道	長　崎	群　馬
37	山　梨	長　崎	鹿児島	静　岡
38	青　森	兵　庫	愛　知	岩　手
39	広　島	沖　縄	熊　本	三　重
40	福　井	広　島	静　岡	宮　崎
41	滋　賀	愛　媛	山　梨	鹿児島
42	京　都	奈　良	沖　縄	山　梨
43	石　川	香　川	徳　島	栃　木
44	北海道	福　岡	佐　賀	岡　山
45	岐　阜	和歌山	大　分	岐　阜
46	秋　田	京　都	富　山	長　野
47	高　知	大　阪	福　岡	沖　縄

厚生労働省「平成 22 年都道府県別生命表の概況」より抜粋

(図表27)死因別死亡確率の順位(男性)

順位	高血圧性疾患	脳血管疾患	心疾患(高血圧性を除く)	悪性新生物(ガン)
1	大阪	岩手	愛媛	福岡
2	群馬	長野	奈良	北海道
3	福岡	新潟	千葉	大阪
4	佐賀	宮城	埼玉	兵庫
5	千葉	秋田	福島	奈良
6	沖縄	山形	栃木	佐賀
7	愛媛	栃木	広島	新潟
8	三重	福島	青森	鳥取
9	静岡	茨城	京都	滋賀
10	兵庫	富山	岩手	京都
11	東京	高知	岐阜	東京
12	熊本	青森	香川	和歌山
13	福島	鹿児島	高知	石川
14	宮城	静岡	宮崎	山形
15	茨城	宮崎	島根	長崎
16	新潟	石川	和歌山	秋田
17	大分	山口	大阪	富山
18	長野	山梨	東京	神奈川
19	宮崎	埼玉	山口	青森
20	徳島	鳥取	北海道	島根
21	香川	大分	秋田	広島
22	岩手	群馬	宮城	香川
23	長崎	岡山	福井	愛知
24	鳥取	東京	滋賀	埼玉

順位	高血圧性疾患	脳血管疾患	心疾患（高血圧性を除く）	悪性新生物（ガン）
25	島根	三重	東京	千葉
26	宮崎	山梨	兵庫	滋賀
27	福井	山口	愛知	和歌山
28	宮城	千葉	石川	熊本
29	北海道	東京	鳥取	栃木
30	鳥取	福井	熊本	埼玉
31	埼玉	北海道	徳島	山形
32	沖縄	愛知	岡山	大分
33	鹿児島	福岡	青森	山口
34	神奈川	徳島	山形	岡山
35	山形	熊本	茨城	群馬
36	山口	京都	群馬	島根
37	岐阜	佐賀	佐賀	岩手
38	広島	滋賀	静岡	茨城
39	京都	長崎	鹿児島	愛媛
40	愛知	愛媛	神奈川	福島
41	高知	奈良	三重	長野
42	石川	広島	富山	岐阜
43	和歌山	兵庫	新潟	高知
44	岡山	香川	長野	静岡
45	香川	沖縄	宮城	山梨
46	愛媛	和歌山	沖縄	徳島
47	秋田	大阪	福岡	三重

厚生労働省「平成 22 年都道府県別生命表の概況」より抜粋

（図表28）死因別死亡確率の順位（女性）

順位	高血圧性疾患	脳血管疾患	心疾患（高血圧性を除く）	悪性新生物（ガン）
1	新潟	長野	奈良	北海道
2	佐賀	新潟	愛媛	福岡
3	大阪	宮城	埼玉	大阪
4	山梨	岩手	滋賀	佐賀
5	福岡	福島	千葉	京都
6	群馬	山形	高知	鳥取
7	長崎	青森	京都	青森
8	滋賀	鹿児島	福井	長崎
9	大分	鳥取	宮崎	奈良
10	静岡	秋田	北海道	東京
11	千葉	栃木	福島	兵庫
12	熊本	茨城	大阪	神奈川
13	長野	群馬	香川	新潟
14	岩手	富山	和歌山	宮城
15	栃木	静岡	広島	広島
16	奈良	高知	山梨	富山
17	三重	宮崎	岩手	石川
18	徳島	島根	栃木	香川
19	東京	岐阜	秋田	鹿児島
20	兵庫	埼玉	長崎	秋田
21	富山	大分	島根	福井
22	茨城	神奈川	山口	沖縄
23	青森	石川	岐阜	愛知
24	福島	岡山	大分	宮崎

（図表29）都道府県別にみた平均寿命（男性）

順位	都道府県	平均寿命
1	長野	80.88
2	滋賀	80.58
3	福井	80.47
4	熊本	80.29
5	神奈川	80.25
6	京都	80.21
7	奈良	80.14
8	大分	80.06
9	山形	79.97
10	静岡	79.95
11	岐阜	79.92
12	広島	79.91
13	千葉	79.88
14	東京	79.82
15	岡山	79.77
16	香川	79.73
17	愛知	79.71
18	石川	79.71
19	富山	79.71
20	宮崎	79.70
21	三重	79.68
22	宮城	79.65
23	埼玉	79.62
24	兵庫	79.59
25	山梨	79.54
26	島根	79.51
27	新潟	79.47
28	徳島	79.44
29	群馬	79.40
30	沖縄	79.40
31	福岡	79.30
32	佐賀	79.28
33	鹿児島	79.21
34	北海道	79.17
35	愛媛	79.13
36	茨城	79.09
37	和歌山	79.07
38	栃木	79.06
39	山口	79.03
40	鳥取	79.01
41	大阪	78.99
42	高知	78.91
43	長崎	78.88
44	福島	78.84
45	岩手	78.53
46	秋田	78.22
47	青森	77.28
	全国	79.59

厚生労働省「平成 22 年都道府県別生命表の概況」

(図表30)都道府県別にみた平均寿命(女性)

順位	都道府県	平均寿命	順位	都道府県	平均寿命
1	長野	87.18	25	北海道	86.30
2	島根	87.07	26	長崎	86.30
3	沖縄	87.02	27	鹿児島	86.28
4	熊本	86.98	28	山形	86.28
5	新潟	86.96	29	岐阜	86.26
6	広島	86.94	30	三重	86.25
7	福井	86.94	31	愛知	86.22
8	岡山	86.93	32	静岡	86.22
9	大分	86.91	33	徳島	86.21
10	富山	86.75	34	千葉	86.20
11	石川	86.75	35	兵庫	86.14
12	滋賀	86.69	36	鳥取	86.08
13	山梨	86.65	37	山口	86.07
14	京都	86.65	38	福島	86.05
15	神奈川	86.63	39	秋田	85.93
16	宮崎	86.61	40	大阪	85.93
17	奈良	86.60	41	群馬	85.91
18	佐賀	86.58	42	埼玉	85.88
19	愛媛	86.54	43	岩手	85.86
20	福岡	86.48	44	茨城	85.83
21	高知	86.47	45	和歌山	85.69
22	東京	86.39	46	栃木	85.66
23	宮城	86.39	47	青森	85.34
24	香川	86.34		全国	86.35

厚生労働省「平成 22 年都道府県別生命表の概況」

青春新書
INTELLIGENCE

こころ涌き立つ「知」の冒険

いまを生きる

"青春新書"は昭和三一年に――若い日に常にあなたの心の友として、その糧となり実になる多様な知恵が、生きる指標として勇気と力になり、すぐに役立つ――をモットーに創刊された。

そして昭和三八年、新しい時代の気運の中で、新書"プレイブックス"にその役目のバトンを渡した。「人生を自由自在に活動《プレイ》する」のキャッチコピーのもと――すべてのうっ積を吹きとばし、自由闊達な活動力を培養し、勇気と自信を生み出す最も楽しいシリーズ――となった。

いまや、私たちはバブル経済崩壊後の混沌とした価値観のただ中にいる。その価値観は常に未曾有の変貌を見せ、社会は少子高齢化し、地球規模の環境問題等は解決の兆しを見せない。私たちはあらゆる不安と懐疑に対峙している。

本シリーズ"青春新書インテリジェンス"はまさに、この時代の欲求によってプレイブックスから分化・刊行された。それは即ち、「心の中に自らの青春の輝きを失わない旺盛な知力、活力への欲求」に他ならない。応えるべきキャッチコピーは「こころ涌き立つ"知"の冒険」である。

予測のつかない時代にあって、一人ひとりの足元を照らし出すシリーズでありたいと願う。青春出版社は本年創業五〇周年を迎えた。これはひとえに長年に亘る多くの読者の熱いご支持の賜物である。社員一同深く感謝し、より一層世の中に希望と勇気の明るい光を放つ書籍を出版すべく、鋭意志すものである。

平成一七年

刊行者　小澤源太郎

著者紹介

石原結實〈いしはら ゆうみ〉

1948年長崎市生まれ。医学博士。長崎大学医学部卒業、同大学院博士課程修了後、スイスの自然療法病院B・ベンナークリニックやモスクワの断食療法病院でガンをはじめとする種々の病気、自然療法を勉強。コーカサス地方の長寿村にも長寿食の研究に5回赴く(ジョージア共和国科学アカデミー長寿医学会名誉会員)。現在、イシハラクリニック院長の他、伊豆で健康増進を目的とする保養所、ヒポクラティック・サナトリウムを運営。著書は『腸から体がよみがえる「胚酵食」』(共著)、『高血圧の9割は「脚」で下がる!』(いずれも小社刊)、『生姜力』『「食べない」健康法』『「体を温める」と病気は必ず治る』など300冊にのぼり、米国、ロシア、ドイツ、フランス、中国、韓国、台湾などで合計100冊以上が翻訳されている。テレビ、ラジオ、講演などでも活躍中。先祖は代々、鉄砲伝来で有名な種子島藩の御殿医。

「減塩《げんえん》」が病気《びょうき》をつくる!

青春新書 INTELLIGENCE

2017年4月15日　第1刷

著　者　石《いし》原《はら》結《ゆう》實《み》

発行者　小澤源太郎

責任編集　株式会社プライム涌光

電話　編集部　03(3203)2850

発行所　東京都新宿区若松町12番1号 〒162-0056　株式会社青春出版社

電話　営業部　03(3207)1916　振替番号　00190-7-98602

印刷・中央精版印刷　製本・ナショナル製本

ISBN978-4-413-04510-0

こころ涌き立つ「知」の冒険!

青春新書
INTELLIGENCE

青春新書インテリジェンス　大好評のロングセラー

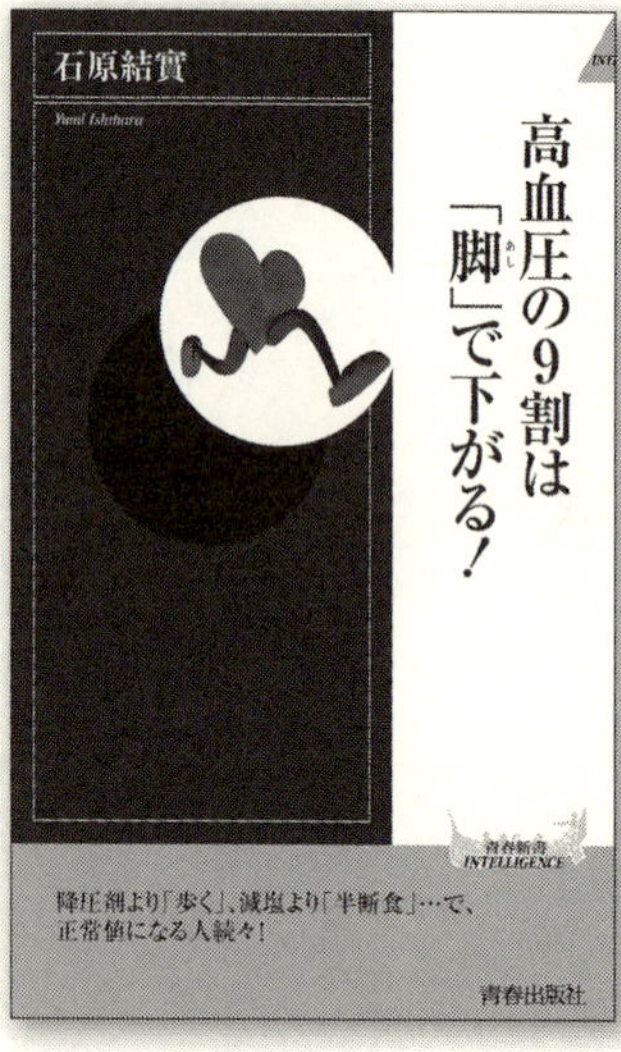

高血圧の9割は「脚《あし》」で下がる!

石原結實

降圧剤より「歩く」!　減塩より「半断食」!

血圧を下げる食べ物&漢方も大公開

ISBN978-4-413-04436-3　890円

※上記は本体価格です。(消費税が別途加算されます)
※書名コード(ISBN)は、書店へのご注文にご利用ください。書店にない場合、電話または Fax(書名・冊数・氏名・住所・電話番号を明記)でもご注文いただけます(代金引換宅急便)。商品到着時に定価+手数料をお支払いください。
〔直販係　電話03-3203-5121　Fax03-3207-0982〕
※青春出版社のホームページでも、オンラインで書籍をお買い求めいただけます。ぜひご利用ください。〔http://www.seishun.co.jp/〕

お願い　ページわりの関係からここでは一部の既刊本しか掲載してありません。折り込みの出版案内もご参考にご覧ください。